常见肿瘤临床护理

李 丹 高 乐 郑文静 主编

U0338698

吉林科学技术出版社

图书在版编目(CIP)数据

常见肿瘤临床护理 / 李丹，高乐，郑文静主编. ——
长春：吉林科学技术出版社，2022.4
ISBN 978-7-5578-9489-4

Ⅰ.①常… Ⅱ.①李… ②高… ③郑… Ⅲ.①肿瘤学
－护理学 Ⅳ.①R473.73

中国版本图书馆 CIP 数据核字(2022)第 115970 号

常见肿瘤临床护理

主　　编	李　丹　高　乐　郑文静	
出 版 人	宛　霞	
责任编辑	张　楠	
封面设计	张啸天	
制　　版	济南越凡印务有限公司	
幅面尺寸	170mm×240mm	
开　　本	16	
字　　数	149 千字	
印　　张	12.75	
印　　数	1~1500 册	
版　　次	2023年1月第1版	
印　　次	2023年1月第1次印刷	

出　　版	吉林科学技术出版社
发　　行	吉林科学技术出版社
地　　址	长春市南关区福祉大路5788号出版大厦A座
邮　　编	130118
发行部电话/传真	0431-81629529　81629530　81629531
	81629532　81629533　81629534
储运部电话	0431-86059116
编辑部电话	0431-81629510
印　　刷	廊坊市印艺阁数字科技有限公司

书　　号	ISBN 978-7-5578-9489-4
定　　价	38.00 元

常见肿瘤临床护理
编委会

前　言

全球社会经济快速发展,居民生活水平、饮食营养、生活环境等发生了一系列的变化,恶性肿瘤已经成为威胁人们健康的一大杀手。随着肿瘤护理专业知识和护理理念的不断发展,肿瘤护理已经成为一门专业性较强的护理学科。

本书讲述了肺癌、乳腺癌、消化道肿瘤、骨肿瘤、高强度聚焦超声消融治疗技术、介入治疗、PICC、输液港八个部分,以问答的形式简明扼要地阐述了肿瘤的基础知识、外科治疗、化疗、放疗、靶向治疗、微创、介入等方面的护理内容。

各位编者总结了自身丰富的临床经验,同时结合当前肿瘤护理的最新进展,较为系统而全面地介绍了肿瘤疾病相关的基础知识、治疗及护理,以期为临床护理人员提供指引和帮助。

在编写过程中,我们力求精益求精,但难免存在不足,恳请各位读者批评指正。

李丹

2021 年 7 月北京

目　录

第一章　肺癌 ………………………………………… 1

第二章　乳腺癌 …………………………………… 24

第三章　消化道肿瘤 …………………………… 50

第四章　骨肿瘤 …………………………………… 64

第五章　高强度聚焦超声消融治疗技术 ……… 88

第六章　介入治疗 ……………………………… 127

第七章　PICC ……………………………………… 168

第八章　输液港 ………………………………… 184

参考文献 ………………………………………… 193

第一章 肺 癌

1.什么是肺癌？

肺癌是原发性支气管肺癌的简称。

2.肺癌的好发因素有哪些？

吸烟、职业因素、大气污染、遗传、肺慢性疾病等是肺癌的好发因素。

3.什么是肿瘤的三级预防？

一级预防又称病因预防,是指对一般人群已知的致癌、促癌因素采取预防措施,防止和降低肿瘤发病率。二级预防是指对肿瘤的早期发现、早期诊断、早期治疗,称为肿瘤的"三早"。三级预防又称临床预防或康复预防,即合理治疗与康复,是采取多学科综合诊断和治疗的方法,正确选择合理的诊疗方案,以促进肿瘤病人身心康复。

4.肺癌患者早期有哪些临床表现？

(1)咳嗽:通常为肺癌的首发症状。

(2)咯血:常表现为痰中带血或少量咯血。

(3)胸痛:表现为持续性、不规则的胸部钝痛或隐痛。

(4)胸闷气短:多因肿瘤阻塞气道或并发肺炎、肺不张以及胸腔积液而导致。

(5)体重下降:与肿瘤感染、疼痛、慢性消耗等因素引起患者食欲下降、进食减少有关。

（6）发热：以低热多见，早期为肿瘤引起的肺部炎症所致，晚期因继发感染、肿瘤坏死所致。

5.肺癌患者晚期有哪些临床表现？

（1）上腔静脉综合征：由于肿瘤本身或转移的淋巴结病灶压迫上腔静脉，甚至在上腔静脉内形成血栓，使上腔静脉回流受阻引起的阻塞综合征。患者表现为颜面部（特别是眼睛）、颈部、双上肢水肿以及胸前部淤血和静脉曲张，同时伴有面部潮红、咳嗽、头痛、流泪、呼吸困难等症状，严重者甚至会因脑部严重充血、水肿而导致意识不清、癫痫等症状出现。

（2）Horner综合征：见于肺尖部肿瘤，压迫位于胸廓上口的器官或组织而引起的由患侧上眼睑下垂、瞳孔缩小、眼球内陷组成的三联征。

（3）中枢神经系统转移：表现为头痛、呕吐、眩晕、共济失调、偏瘫、颅内压增高。

（4）骨转移：常见肋骨、脊柱、骨盆转移，表现为局部的疼痛及压痛。

（5）肝转移：表现为肝肿大、腹水、黄疸、肝区疼痛。

（6）肾上腺转移等。

6.肺癌的病理分型有哪些？

肺癌的病理分型有鳞癌、腺癌、小细胞肺癌、混合型癌（具有鳞癌和腺癌两种成分）、大细胞癌、类癌、支气管腺体肿瘤。

7.肺癌TNM标准分期是什么？

T代表原发灶，N代表淋巴转移，M代表远处转移。根据TNM标准分期，肺癌可具体分为0期、Ⅰ期、Ⅱ期、ⅢA期、ⅢB

期、Ⅳ期、Ⅴ期。

8.诊断肺癌的检查方法有哪些,确诊方法是什么?

检查方法有内窥镜检查(纤维支气管镜、纵隔镜等)、影像学检查(X线、CT、ECT、核磁)、超声检查、病理检查、实验室(血、骨髓)检查。其中病理学检查是确诊的方法。

9.纤维支气管镜检查术前的处理有哪些?

(1)检查前告知患者注意事项,嘱患者放松,保持乐观情绪,树立信心,保证睡眠质量,签署知情同意书。

(2)告知患者检查前4～6小时禁食水。

(3)检查当日护士提前30分钟准备术前用药、氧气及急救用物。

(4)检查前30分钟肌注阿托品0.5mg,精神过度紧张者可注射镇静药物,取下活动假牙。

10.纤维支气管镜检查术后的护理措施有哪些?

(1)术后平卧,少说话,2小时内禁食水,2小时后可酌情给予流质或半流质饮食。

(2)观察患者痰液的颜色、性质和量,保持口腔内清洁,指导患者咳出口腔及气管内的分泌物。

(3)及时监测体温变化,严格执行各项无菌操作,预防感冒。

(4)观察患者口唇颜色,必要时予以吸氧。

(5)注意观察患者呼吸频率、深度、节律的变化,发现异常及时报告医生。

11.纤维支气管镜检查术后并发症处理有哪些?

(1)咯血:是最常见的并发症,一般在术后1～2天出现咳血丝痰。术后嘱患者勿用力咳嗽,一般不需要特殊处理,能自愈,必要时遵医嘱给予垂体后叶素或其他止血类药物。

（2）呼吸困难、皮下气肿、纵隔气肿或气胸：严密观察病情变化，应备胸腔抽吸用物及水封瓶、气管切开包、氧气等急救物品。

（3）咽喉不适、疼痛、声音嘶哑：可能是与术前麻醉不好、术中的机械损伤及患者配合欠佳或术后麻药尚未消失有关，2天后该症状可消失，必要时可遵医嘱予以雾化吸入。

（4）术后发热：鼓励患者多饮水或物理降温，术后常规应用抗生素，一周左右可恢复正常，其原因主要为炎症坏死物吸收所致。

（5）气管、支气管痉挛：指导患者流食或半流食，少食多餐。避免辛辣刺激生冷的食物。必要时报告医生，给予解痉平喘等药物治疗。

12.肺癌患者淋巴结活检术后如何护理？

（1）术后注意观察患者活检部位敷料固定情况，如有渗血、渗液立即告知医护人员。

（2）定期配合医生更换伤口敷料，洗漱时注意防止敷料受潮。

（3）监测患者体温及血常规变化，注意有无伤口感染征象，做好交接班。

（4）观察患者呼吸频率、深度和节律有无变化。

13.肺癌患者淋巴结活检术后并发症如何处理？

（1）穿刺部位出血或血肿：用无菌敷料加压包扎，必要时术后给予冰袋冷敷2小时，遵医嘱及时给予止血类药物止血。

（2）皮下积液或积血：量少时可用空针抽吸后用厚软的无菌敷料包扎。

（3）伤口感染：立即拆除部分或全部缝线，进行伤口的清理和换药，充分清除伤口内异物和坏死组织，排除脓液，防止炎症扩散,使肉芽组织顺利生长;定期换药,遵医嘱给予抗生素等药物治疗,以免感染加重引发败血症。

(4)呼吸困难:一旦发生,应根据其原因及时、适当地处理,必要时给予心电监护、吸氧,行气管切开术。

14.CT引导下肺穿刺术后的观察有哪些?

(1)观察患者有无胸闷、胸痛、呼吸困难等不适。

(2)患者取患侧卧位8~12小时,观察穿刺部位有无渗血、皮下血肿及皮下气肿,必要时加压包扎。

(3)观察患者咳嗽、咳痰及痰中带血情况,使用止血剂时注意监测凝血功能。

(4)观察患者血压、心率、呼吸等生命体征变化,监测有无活动性出血情况。

15.CT引导下肺穿刺术后常见并发症有哪些?

(1)气胸:是最常见的并发症,一般发生在术后1小时内,大多是少量气胸,无须处理可自行吸收,患者应卧床休息,少活动,医护人员勤观察穿刺局部有无皮下气肿及血肿。

(2)肺出血:1~3日可自行吸收,少数患者有痰中带血,可适当给予止血药,做好心理疏导,嘱患者安静休息,避免胸部剧烈运动和咳嗽。

(3)大咯血:较为少见,一般与患者凝血功能差及穿刺部位较大血管与支气管相通有关。术后应观察病人有无活动性出血情况,一旦发生大咯血应立即通知医生并采取急救措施。

16.肺癌的治疗方法有哪些?

手术治疗、放射治疗、化学治疗、靶向治疗、免疫治疗、介入治疗、中医治疗等。

17.肺癌治疗方法的选择依据是什么？

(1)Ⅰ期可以选择标准的手术治疗和立体定向体部放疗新技术。

(2)Ⅱ期因为此期大部分患者有肺门淋巴结转移或肿瘤较大,应首选手术。

(3)Ⅲ期首选同步放化疗,应采用适形放疗或调强放疗,以减少肿瘤周围正常组织受照剂量,尽可能减轻毒性反应而中断治疗或减少治疗剂量。

(4)Ⅳ期放疗可用于原发灶或远处转移灶的姑息治疗,以减轻疼痛、避免截瘫,提高生活质量。

18.非小细胞肺癌常用的化疗方案有哪些？

(1)NP:长春瑞滨＋顺铂

(2)GP:吉西他滨＋顺铂

(3)TP:紫杉醇＋顺铂

(4)DP:多西紫杉醇＋顺铂

19.小细胞肺癌常用的化疗方案有哪些？

(1)EP:依托泊苷＋顺铂

(2)CAO:异环磷酰胺＋表阿霉素＋长春新碱

(3)CAP:环磷酰胺＋表阿霉素＋顺铂

20.化疗药物的主要毒性有哪些？

局部毒性、胃肠毒性、骨髓抑制、心脏毒性、肝脏毒性、肺毒性、泌尿系统毒性、神经毒性、皮肤毒性、其他(致畸)等。

21.化疗给药途径有哪些？

静滴、壶入、肌注、口服、腔内注射、动脉给药、热灌注治疗等。

22.一个化疗周期、化疗疗程各是多少时间？

一般一个化疗周期为 21～28 天,每 4～6 个化疗周期为一个疗程。

23.化疗呕吐的分类:

(1)急性呕吐:化疗 24 小时内发生的呕吐,多发生于用药后 1～2 小时。

(2)延缓性呕吐:化疗 24 小时以后至第 5～7 天所发生的呕吐。

(3)预期性呕吐:指病人在第一个治疗周期中,经历了急性呕吐之后,在下一次化疗给药前所发生的呕吐,是一种条件反射。

24.化疗药物外渗如何处理?

(1)立即停止输入药物,保留注射针头。

(2)用空针尽量回抽残留的药液,回抽的药物及血以 3～5ml 为宜。

(3)更换输液器,输入 0.9％氯化钠注射液。

(4)抬高患肢,根据所用的抗癌药物,进行局部冷敷,冰袋间歇冷敷的时间是 24～48 小时。

(5)局部扇形封闭。稀释外渗的药液并阻止药液扩散,同时促进外渗药物吸收,起到止痛的作用。根据外渗程度,可重复封闭,两次之间间隔时间以 6～8 小时为宜,一般封闭 2 或 3 次。

(6)外渗局部选用如意金黄散加香油或蜂蜜调配后湿敷,湿敷面积应超过外渗部位外围 2～3cm,湿敷时间应保持 24 小时以上。

(7)有局部皮肤破溃时,不要涂抹任何膏剂,应采取无菌换药的方法,清理创面后用高渗生理盐水湿敷,上面覆盖凡士林。

(8)如果有严重的局部组织损伤或坏死,可请外科会诊,做清创处理。

(9)禁止在化疗药物外渗部位再行各种穿刺。

25.化疗药物污染处理的防护措施是什么?

如化疗药液溅到物体上,用纱布吸附药液,若为粉剂,则用湿纱布轻轻抹擦,再用清水清洗物体表面,后用75%酒精擦拭。如化疗药物溅到皮肤或眼睛里,应用大量生理盐水彻底冲洗。所有接触化疗药物的纱布、药瓶、注射器、输液器等用品必须放入密闭医疗垃圾袋中由医院统一处理。

26.化疗的一般护理是什么?

(1)安全用药:遵医嘱正确给药,如选择外周血管给药,应选择粗直、弹性好的血管进行穿刺,密切观察输注化疗药物情况,严防外渗发生。

(2)毒副作用的护理:密切观察患者使用药物后的不良反应,采取积极的防治措施,并观察其效果。不同的药物不良反应的表现也不同,应有针对性地给予护理。

(3)饮食护理:根据化疗进程、化疗药物胃肠道毒性反应的情况,做好饮食宣教。鼓励患者少量多餐,并注意饮食卫生,预防肠道感染。

(4)心理护理:做好化疗的健康宣教,消除患者紧张情绪,更好地配合治疗。

(5)环境护理:保持室内空气新鲜,环境舒适,创造良好的休养环境。

27.化疗的饮食护理是什么?

化疗前多补充营养,进肉类、牛奶、鸡蛋、豆腐、蔬菜等饮食。化疗期间,由于药物对胃的刺激,患者可能会有食欲不振、恶心呕吐等不适,所以饮食上以清淡、易消化为宜,可进食一些小米粥、蔬菜汤、馄饨汤等,进食时少量多餐,以利于消化吸收。如果呕吐严重时,不可勉强进食,可适当饮淡盐水,补充体液。当消化道症状减轻时,患者需要在多补充新鲜蔬菜水果的同时,适当进食鲤鱼汤、牛尾汤、排骨汤、猪蹄汤等,当出现化疗后白细胞、血小板减少时,要及时给予红枣、动物肝脏、黑豆等食物,以达到补血养气的作用。

28.化疗致骨髓抑制的护理措施是什么?

(1)患者注意保暖,注意饮食卫生,减少外出,控制陪床人员,谢绝探视,陪床人员尽量戴口罩。

(2)观察患者体温情况,每日测体温至少四次,出现发热及时报告医生。

(3)做好口腔卫生,嘱患者用软毛牙刷刷牙,或用漱口液饭后、睡前清洁口腔,防止口腔感染。

(4)观察患者有无头晕、乏力等情况,必要时嘱患者卧床休息、给予吸氧。

(5)观察患者皮肤黏膜有无瘀斑,牙龈有无出血,有无脑出血、消化道出血等征象。嘱患者活动时动作缓慢,预防磕碰擦伤。每次注射、穿刺后,按压针眼至少 15 分钟,防止出血。

(6)做好饮食护理,告知患者进食高蛋白、高热量、高维生素易消化饮食。

(7)遵医嘱正确、及时给予升血药物或输血,观察处置效果及不良反应。

(8)重度骨髓抑制患者应安排住在单人间或双人间,房间每日进行紫外线空气消毒。

(9)做好健康教育,指导患者做好自身调护,消除紧张情绪,顺利度过骨髓抑制期。

29.如何做好化疗所致脱发的护理?

(1)将头发剪短或剃光,减少梳头时对头发的牵拉,动作轻柔,不染发,不用发胶,可戴假发、帽子或头巾装饰。

(2)加强心理护理,告知病人脱发是暂时的,停药后头发会长出来,减轻其焦虑心理。

(3)化疗时可用冰袋预防脱发。

(4)保持床单整洁,减少不良刺激。

30.化疗所致色素沉着、指甲变形的护理?

(1)加强心理护理,减轻焦虑症状,皮肤角化可服用维生素A,不要撕死皮。

(2)防止过度日光照射,色素沉着的患者外出应戴宽边帽子,穿长袖,做好皮肤的保护,减少紫外线照射对皮肤的刺激。

(3)其他的不良反应会在化疗结束后逐渐减轻,严重的可以遵医嘱对症用药。

31.患者化疗后极易出现感染,应如何护理?

(1)每日紫外线空气消毒2次。

(2)加强无菌观念,限制陪床探视人员数量,必须陪护人员应及时检视自身是否患流行性感冒,如患感冒,要及时更换陪护人员。

(3)做好口腔护理,饭后漱口,鼓励患者多饮水,以促进毒素排泄。

(4)鼓励患者进食高蛋白、高热量、高维生素饮食,以增加机体抵抗力,促进康复。

（5）遵医嘱服用一些相应的药物,防止术后并发症的发生。

（6）患者床头柜等用物应用含氯消毒液每日擦拭。

（7）患者本身应佩戴口罩。

32.肺癌放疗的主要不良反应是什么?

肺癌胸部放疗的主要不良反应是局部皮肤反应、放射性肺炎、放射性食管炎等,头部放疗的不良反应是皮肤反应、头晕头痛、意识障碍等。

33.放射性肺炎的护理措施是什么?

放射性肺炎表现为胸闷、憋气、干咳、发热,护理上要注意观察患者呼吸道症状,给予吸氧,嘱患者卧床休息,并遵医嘱给予激素及抗生素等治疗。发热时监测体温,鼓励患者多饮水,必要时遵医嘱给予退热药物。

34.放射性食管炎的护理措施是什么?

放射性食管炎表现为吞咽困难,胸骨后疼痛。护理上要注意告知患者进高营养半流食或流食,饭前可口含生理盐水＋利多卡因＋地塞米松溶液,缓慢下咽,以减轻食管不适症状。

35.放疗皮肤反应表现有哪些?

皮肤反应按照严重程度分为一、二、三度。一度是红斑、烧灼和刺痒感;二度是充血、水肿、水泡、渗出;三度是溃疡形成或坏死。

36.放疗皮肤反应护理措施有哪些?

护士对患者做好宣教,告知患者选用全棉柔软内衣,避免粗糙衣物摩擦,照射区皮肤可用温水和柔软毛巾轻轻沾洗,局部禁用肥皂擦洗或热水浸浴,禁用碘酒、酒精等刺激性消毒液,禁止冷热刺激,禁止剃毛发,清理胡须可用电剃须刀,防止损伤皮肤造成感染,照射区皮肤要防止紫外线直接照射,局部不能抓挠,皮肤脱屑禁用手撕剥,多汗区皮肤如腋窝、腹股沟、外阴等保持清洁干燥。

37.肿瘤患者行分子靶向治疗后常见的不良反应有哪些?

(1)皮肤干燥、发痒,伴散在皮疹;

(2)腹泻、恶心呕吐、厌食;

(3)口腔溃疡,口角、眼角发炎,眼干;

(4)甲沟炎。

38.肺癌靶向治疗不良反应的护理措施有哪些?

(1)皮肤干燥、发痒,伴散在皮疹:服药期间,要注意保持皮肤清洁,加强健康教育,减少使用化学试剂刺激皮肤(刺激的沐浴露、润肤露等),勤换衣物,穿纯棉内衣,不要抓挠皮肤,给皮肤适当的保湿,及时更换被服,协助病人擦洗身体,做好心理护理,皮疹严重时,遵医嘱使用强效皮质类固醇以及免疫调节剂。

(2)腹泻、恶心呕吐、厌食:加强心理护理,腹泻多为一过性发生,嘱病人不必紧张。加强饮食指导,平日清淡饮食,减少油腻、刺激性难消化食物的摄入,适当多饮水。加强安全护理,增加病房巡视次数,密切观察并记录排泄情况,遵医嘱补液。

(3)口腔溃疡、口角、眼角发炎、眼干:加强健康宣教,做好口腔护理,注意用眼卫生,嘱病人眼干、眼痒时不要用手揉,必要时请医生会诊。

(4)甲沟炎:注意个人卫生、防止局部感染,避免甲下血肿,可局部使用皮质类固醇,预防血肿扩大。

39.靶向药物导致的皮肤干燥瘙痒如何护理?

出现皮肤干燥瘙痒时应避免使用肥皂,缩短淋浴时间,尽量使用温热水,经常涂抹无酒精成分的润肤露、橄榄油等,如果有皮脂缺乏性湿疹则要间歇性局部涂抹皮质类固醇。

40.肿瘤患者行细胞免疫治疗后常见的不良反应有哪些?

发热、头晕、乏力、胸闷、皮肤风疹。

41.肿瘤患者行 PD-1 免疫抑制剂治疗后常见的不良反应有哪些?

PD-1 抑制剂是一种新型的免疫疗法,自 2018 年经中国食品药品监督管理总局(CFDA)批准上市以来,已成功用于治疗多种实体肿瘤。该药物的不良反应发生可能会出现在治疗的任何时间,甚至是几个月以后。主要为黄斑丘疹、皮肤瘙痒、腹泻、结肠炎、肝组织炎症、垂体炎症、甲状腺功能障碍、肾上腺功能不全、肺炎等。

42.肺癌患者射频消融术前的护理措施有哪些?

(1)心理护理:通过请患者阅读肺癌射频治疗的科普宣传册,向其解释治疗原理、方法及成功病例,解除患者紧张恐惧心理,使患者积极配合。

(2)告知患者做好个人卫生,术前更衣、清洁皮肤,必要时给消融部位备皮,贴身着病号服去手术室,卸去假牙、手表及首饰等个人物品。

(3)做好常规检查,如心电图、血尿常规、肝肾功等,术前禁食水 4 小时。

(4)告知患者治疗部位可能会出现灼热或疼痛以及刺激性咳嗽,同时由于呼吸可影响穿刺方向、深度的准确性,因此术前应训练患者掌握正确有效的呼吸运动,指导患者咳嗽排痰的方法,以尽量缩短手术时间及减少并发症的发生。

(5)遵医嘱给予术前用药,必要时做抗生素皮试。

43.肺癌患者射频消融术后的护理措施有哪些?

(1)患者去枕平卧6小时,保持穿刺部位清洁干燥,局部加压,防止渗血。术区伤口予冰袋冰敷2小时。

(2)给予心电监护,密切观察生命体征,每30分钟记录一次。询问患者有无不适,常规吸氧,遵医嘱及时给予止血、抗感染等药物治疗。

(3)观察有无皮下淤血或皮下气肿、胸闷、憋气、咳嗽、痰中带血,备好急救用物。

(4)由于治疗中的高温作用,患者出汗较多,有明显的疲乏感,因此术后要保持床单干燥,注意保暖,多饮水、适量补液。

(5)术后2小时可进易消化的饮食,鼓励患者进高蛋白、高热量、高纤维素饮食,以提高机体抵抗力,利于疾病的恢复。

(6)加强病室管理,保持病房清洁、安静、空气流通,每日消毒病房。

44.肺癌患者射频消融术后并发症处理有哪些?

(1)气胸:是最常见的并发症,若患者主诉胸闷、呼吸困难,立即报告医生作相应处理,多数不需要处理可自行吸收,中等或大量气胸可胸穿抽气或放置闭式引流,保持引流通畅,密切观察引流情况,准确记录引流的质和量,更换引流瓶时应注意无菌,给患者以半坐卧位,鼓励患者作适当的深呼吸和咳嗽,以加速胸腔内气体的排出,清除气道内分泌物,促进肺复张,一般2～3天多可吸收。

(2)胸腔积液:少数患者有少量或中等量的胸腔积液,与胸膜受刺激有关,多可自行吸收。

(3)发热:术后患者多有发热,大多数为低热,肿瘤病灶较大者,术后发热体温会升高,但一般不会超过39℃。鼓励患者多饮水或物理降温,术后常规应用抗生素,一周左右可恢复正常,其原因为炎症坏死物吸收所致。

(4)胸痛:当肿瘤靠近胸壁,患者在术中会出现疼痛,主要与壁层胸膜受刺激有关,可遵医嘱给予镇静剂对症处理。

(5)咳嗽、咯血:与治疗刺激支气管有关,指导患者正确的咳嗽方法和有效咳嗽的必要性,并作间断呼吸,既有利于增加肺活量清除分泌物,又可防止肺不张。术后可咯出少量粉红色黏液性物质,此为液化的坏死肺组织,对咯血的患者要密切观察生命体征,保持呼吸道通畅,观察和记录咯血的质和量,及时遵医嘱予止血药,安抚患者情绪。

(6)皮肤灼伤:多为皮肤电极与皮肤接触不良引起局部皮肤灼伤。故术中要注意观察皮肤电极是否粘贴牢固等情况,对灼伤的皮肤可按常规外科换药。

45.肺癌患者冷冻治疗术前的护理措施有哪些?

(1)做好手术前宣教,消除患者的恐惧心理,签署知情同意书。

(2)检查前4~6小时禁食水。

(3)必要时检查前30分钟肌注阿托品和地西泮,同时取下活动假牙。

46.肺癌患者冷冻治疗术后的护理措施有哪些?

(1)患者平卧休息,少说话;麻醉患者取平卧位,头偏向一侧。

(2)密切观察病情变化,持续心电监护,每30分钟记录一次生命体征。

（3）2小时内禁食水，2小时后可酌情给予温凉流质或半流质饮食。

（4）保持口腔内清洁，观察患者咳嗽、咳痰、声音嘶哑、胸痛及是否有痰中带血的情况，指导患者咳出口腔及气管内的分泌物。

（5）勤测体温，冷冻后肿瘤细胞缺血坏死，细胞崩解释放致热源，引起全身性反应，可出现继发性感染或术后吸收热，鼓励多饮水、物理降温、药物降温等。

47.肺癌患者冷冻治疗术后并发症处理有哪些？

（1）感染：轻度感染患者不用抗生素，严格无菌技术操作，必要时遵医嘱给予抗生素治疗。

（2）疼痛：必要时遵医嘱给予止痛药。

（3）出血：系术中反复穿刺并冷冻损伤支气管黏膜所致，嘱患者勿剧烈咳嗽，咳嗽时勿平卧，头需偏向一侧，并遵医嘱给予止血药、止咳药，可采用局部止血，正肾或止血药静滴等。

（4）水肿或气道脱落物：可能导致咳嗽、呼吸困难等症状，遵医嘱给予专科对症处理；提前准备好插管用物，以便出现阻塞气道时抢救应用。

48.肺癌患者放射粒子植入术后护理有哪些？

（1）患者卧床休息，立即给予心电监护，密切监测生命体征变化情况。

（2）给予持续低流量吸氧，保持呼吸道通畅。

（3）告知患者及经常接触患者的陪护着铅衣，以减少对外辐射与被辐射。

（4）经常询问患者有无胸闷、憋气及疼痛等不适，告知患者24小时内避免剧烈活动和咳嗽。

(5)饮食上鼓励患者进食高热量、高蛋白、高维生素饮食,提高机体抵抗力。

49.肺癌患者放射粒子植入术后并发症的处理有哪些?

(1)发热:体温≥38℃需多饮水,必要时给予酒精擦浴、物理降温。

(2)胸痛:适当转移患者的注意力,必要时给予止疼药物。

(3)粒子迁移或排出:若发现粒子排出应立即将其夹起,放在铅制罐内交由专业人员处理。

(4)肺栓塞:是粒子植入最严重的并发症,若患者突然出现呼吸困难、发绀、咳嗽、胸痛等不适,立即告知医生,迅速准备急救所用物品并做好记录。

50.肺癌患者行恶性胸腔积液热灌注治疗后护理措施有哪些?

(1)遵医嘱给予心电监护,观察患者生命体征变化。

(2)尽量卧床休息,饮食上注意多吃清淡食物,以免药物反应出现呕吐等不适症以及热疗后便秘等症状。

(3)穿刺部位的护理:观察穿刺部位有无渗血、渗液,皮下积气等情况,在留置引流管期间,保持局部皮肤清洁干燥,严格执行无菌技术操作,预防感染。

(4)发热处理:注意保暖,避免治疗过程中大量出汗引起感冒发烧,部分患者于热疗当日出现发热,此发热为一过性的,主要是由于肿瘤细胞缺血坏死所产生的吸收热,不需特殊处理,可采用物理降温,持续2~3天后,体温逐渐下降,发热时间不超过1周。

(5)并发症的观察:观察患者有无胸闷气短的症状,必要时可给予利尿剂,同时观察有无气胸、肺水肿等症状,发现异常立即通知医生。

51.肺癌胸腔积液患者的护理措施有哪些？

（1）胸痛：观察胸痛的程度，鼓励患者说出疼痛的部位、范围以及疼痛的程度；避免剧烈咳嗽；保持舒适安静的环境，减少不良刺激，保证患者充分休息；指导患者避免剧烈活动或突然改变体位；必要时协助医生抽胸水、治疗原发病或使用镇痛药，并密切观察用药后的反应及疗效。

（2）呼吸困难：给予舒适的体位，抬高床头，半卧或端坐卧位，以利呼吸；遵医嘱给氧 2～4L/min，氧浓度 35%～40%，并保持输氧装置通畅；鼓励患者积极排痰，保持呼吸道通畅；指导患者有意识地使用控制呼吸的技巧，如进行缓慢的腹式呼吸。

（3）心理护理：加强与患者沟通，了解患者焦虑的程度；提供安全舒适的环境，使患者感到安全；耐心向患者解释病情，消除其悲观、焦虑不安的情绪，配合治疗；当患者进行检查及各种治疗护理前，耐心做好解释和宣教，消除其焦虑不安的情绪。

52.肺癌术后常见的并发症有哪些？

呼吸道并发症；术后血胸、脓胸；心血管并发症。

53.肺癌术后呼吸道并发症的处理措施有哪些？

因手术后伤口疼痛，患者不能做有效咳嗽，痰液留积造成气道阻塞、肺不张、呼吸功能不全。术前做好健康宣教，积极做好手术前的准备工作，术后鼓励督促患者作深呼吸及用力咳嗽，以有效地排痰，必要时吸痰或支气管镜吸痰。并发肺炎者应积极抗炎治疗，出现呼吸衰竭时，常需机械辅助呼吸。

54.肺癌术后血胸、脓胸及支气管胸膜瘘的处理措施有哪些？

术后严密观察引流情况，出现血胸立即报告医生，须紧急救治，必要时应及时再次剖胸止血。行肺部手术时，支气管或肺内分泌物污染胸腔而至脓胸。应遵医嘱给予抗生素治疗,及时行胸腔穿刺抽脓。

55.肺癌术后心血管系统并发症的处理措施有哪些?

常见的心血管系统并发症有手术后低血压、心律失常、心包填塞、心力衰竭等。手术者注意操作轻柔。术后保持呼吸道通畅及充分给氧,密切观察血压、脉搏变化,及时遵医嘱补充血容量。手术后输液速度应慢速、均衡,防止过快、过量诱发肺水肿。严密观察患者病情变化,给予心电监护,发现异常,根据病情及时处理。

56.肺癌骨转移患者的护理措施有哪些?

(1)护士应加强与患者的交流,鼓励其描述自己的疼痛感受,并对患者的疼痛情况进行正确评估,及时将疼痛信息反馈给医生,遵医嘱按照三阶梯原则给予止疼药物。

(2)强化止疼药物不良反应的观察,如恶心、呕吐、食欲不振、便秘、排尿困难、乏力、嗜睡等情况并做好健康宣教。出现消化道等症状时,进行饮食宣教,告知患者进食高营养易消化饮食,禁食辛辣刺激及荤腥油腻等饮食,多食蔬菜水果等高维生素饮食。适当补充香蕉、蜂蜜、芹菜等食物,多饮水防止便秘。观察患者排尿情况,出现尿潴留时,可用热敷、听流水声等方法刺激排尿,必要时给予导尿。患者出现乏力、嗜睡时,嘱患者卧床并做好安全防范措施。

(3)保持卧位舒适,必要时垫软枕。活动障碍者定时翻身,必要时给予垫气垫床、骨突处贴保护敷料等措施,减轻局部皮肤受压。有病理性骨折危险的患者,做好固定制动,护士在协助患者翻身或进行操作时应动作轻柔,避免对骨折处的移动。脊柱转移的患者,翻身时应轴向翻身,禁止牵拉和弯曲。

(4)心理护理:加强护患沟通,及时了解患者的需求,及时满足患者需求。护士在工作中态度热情、服务到位,与患者建立良好的关系。患者因疼痛出现不良情绪时,可鼓励患者用交谈、听音乐、看书等方法转移不良情绪,并及时给予止痛处理。

57.肺癌脑转移患者的护理措施有哪些?

(1)病情观察:脑转移患者病情变化快、急,故要加强病情观察。密切观察患者瞳孔情况,观察患者有无肢体功能障碍、有无性格改变。烦躁不安、躁动抽搐、意识模糊、嗜睡昏迷等意识障碍;必要时给予心电监护,了解患者体温、脉搏、血压、呼吸、血氧饱和度等变化;观察有无头痛、呕吐、视物模糊等颅内压增高情况。发现异常及时报告医生给予对症处理。

(2)症状处理:出现意识障碍及颅内压增高等症状时,遵医嘱静脉快速输入甘露醇,以达到脱水降颅压的作用。出现高热时,及时给予酒精擦浴、冰袋、冰帽物理降温,并补充液量,防止降温后虚脱,退热出汗后更换潮湿的衣被,保持床单清洁干燥。出现癫痫发作时,遵医嘱给予肌肉注射安定或苯妥英钠等药物治疗,以控制癫痫。出现呼吸困难或深大呼吸时,给予吸氧,监测血气指标,并备好吸痰和气管插管用具,准备随时投入抢救。

(3)安全管理:出现肢体活动障碍或意识障碍时,对患者及家属进行安全宣教,告知家属24小时陪伴,患者尽量卧床休息,并立起床挡,起床如厕时要慢起慢坐。有躁动症状的患者给予约束带约束其肢体活动,防止磕伤及坠床。床头备开口器、压舌板及舌钳,防止患者发生舌咬伤、窒息。

(4)卧位护理:卧位舒适,必要时垫软枕。活动障碍者定时翻身,必要时给予垫气垫床、骨突处贴保护敷料等措施,减轻局部皮肤受压。

(5)管道护理:保持输液管道通畅,及时正确给药。留置尿管时,每日两次会阴擦洗,保持会阴及尿路管道清洁,记录尿液的量,观察尿液的颜色、性状等情况。各种管道固定、牢固、美观,防止管道受压、打折及脱出。

58.肺癌患者出现上腔静脉压迫综合征的护理措施有哪些?

(1)患者卧床,抬高床头 30～45°,给予吸氧,以减少心脏输出,降低静脉压。

(2)限制食物中钠盐的摄入,减轻水肿症状。

(3)避免使用上肢静脉,应通过下肢静脉输液,以免加重症状导致静脉炎。

(4)监测生命体征变化,发现异常及时报告医生。

(5)准确记录出入量,维持体液平衡。

(6)评估患者精神、饮食状态,如有异常提示病情变化,立即通知医生给予处置。

(7)遵医嘱给予止痛剂及镇静剂,避免患者精神紧张。

(8)保障患者安全,对意识障碍患者采取防范措施。

59.肺癌患者脊髓压迫的护理措施有哪些?

(1)密切监测患者病情,及时发现背痛、下肢无力等早期症状。

(2)嘱患者卧床休息,躯体尽可能伸直,防止椎体挛缩。移动患者时尽可能保持患者躯体伸直呈一直线,然后平行移动,以避免脊椎屈曲。

(3)协助患者每日进行适当活动,保证患者安全,防止摔伤。

（4）长期卧床患者协助轴位翻身,叩背、咳痰,防止压疮及肺不张的发生。

（5）鼓励患者进行康复锻炼,促进其恢复最佳功能状态。

60.肺癌患者急性肺栓塞的紧急处理措施有哪些?

（1）严密观察病情,及时发现患者的肺栓塞症状,以及呼吸困难、剧烈胸痛、咯血、咳嗽等。

（2）患者绝对卧床休息,保持安静,防止活动促使静脉血栓脱落,再次发生肺栓塞。

（3）给予吸氧。必要时配合医生进行呼吸机辅助呼吸。

（4）遵医嘱止痛。胸痛症状轻,能够耐受,可不处理;但对胸痛较重、影响呼吸的患者,遵医嘱给予吗啡、哌替啶止痛治疗,以免剧烈胸痛影响患者的呼吸运动。

（5）监测生命体征及心电图、动脉血气等。

（6）遵医嘱进行溶栓、抗凝等治疗。

（7）遵医嘱用药,观察用药反应,复查凝血功能,观察皮肤黏膜是否有出血点。

（8）定期复查动脉血气及心电图。

（9）保持大便通畅,避免增加腹压动作。

（10）做好抢救记录。

61.肺癌引起的弥散性血管内凝血如何护理?

（1）密切观察生命体征变化,观察皮肤、鼻腔、牙龈、眼底、二便有无出血征象。

（2）避免患者服用影响血小板功能、延长出血时间的药物,如阿司匹林等。

（3）避免活动过度,防止身体受压和外伤,减少皮下出血或水肿。

（4）有明显出血倾向的患者尽可能避免肌内注射,各种诊断或治疗穿刺后均应局部压迫或加压包扎,防止出血。

（5）保持口鼻腔清洁、湿润,不用手挖鼻痂或用牙签剔牙,防止出血。

（6）观察和发现弥散性血管内凝血（DIC）的症状和体征,如发热、寒战、肌肉触痛、皮肤淤点瘀斑等。

（7）少量出血时可局部压迫止血,出血严重时迅速建立静脉通道,配血做好输血准备。

（8）出血时患者平卧,给予吸氧,保持呼吸道通畅,记录出血量。

（9）遵医嘱应用抗凝药,防止血栓形成。

第二章　乳腺癌

一、乳房的基本结构和功能是什么？

乳房由皮肤、脂肪组织和乳腺组成。腺体组织中分布着许多乳腺小叶，是乳腺的基本单位，有输送营养、排毒及储存营养的作用。

乳房是重要的哺乳器官，也是女性的第二性征。乳房是多种内分泌激素的靶器官，其中雌激素、孕激素和催乳素对乳房有直接影响。

二、两侧乳房大小不一样正常吗？

很常见。对少女来说，左、右乳房大小不一致对以后的生育和性功能并无影响，对身体健康也没有不利之处，到发育成熟时，两个乳房的大小就会一样了。

三、乳腺疼痛的特点有哪些？

乳腺痛分为周期性乳腺痛、非周期性乳腺痛和乳腺外疼痛三种：

1.周期性乳腺痛：与月经周期相关，疼痛为激素作用所致，在月经周期开始前疼痛加重，一般位于外上象限，常发生于35岁左

右有生殖能力的女性,也是乳腺痛最常见的类型,常可因停经而自愈;

2.非周期性乳腺痛:与月经周期无明显关联,疼痛不对称,常为单侧,多见于 40 岁左右的女性;

3.乳腺外疼痛:可能由于肌肉与骨骼痛牵扯引起,皆为单侧,部位多为肋软骨关节或侧胸壁。有些乳腺痛与心理因素相关,通常表现为焦虑、恐慌等,可通过适当的心理调适而得到缓解。

四、如何进行乳腺的自我检查?

1.乳房自检的最佳时间:每月 1 次,绝经前妇女选择月经来潮后 7~14 天进行。此时雌激素对乳腺的影响最小,乳腺处于静止状态。月经期前及月经期因乳房充血、肿胀,会影响检查的准确性。

2.乳房自检步骤:

(1)视诊:镜前观察两侧乳房是否对称,大小是否相似,乳头是否同一水平,乳头是否有回缩、凹陷,乳头、乳晕有无糜烂,乳房皮肤色泽有无水肿和橘皮样变,是否有红肿等炎性表现,乳腺区浅表静脉是否曲张等,还必须同时注意乳头有无分泌物或出血。两手往上举,再仔细观察乳房或乳头有无以上变化。

(2)触诊:平卧,肩下垫枕,使肩抬高。右侧手臂举过头顶,左手手指并拢,指端掌面平贴乳房,由外向内,顺时针方向依次进行触摸检查。回到原处后手指向内移动 3 厘米,至依次检查完整个乳房。同法,右手检查左侧乳房。

五、乳腺良性肿瘤与恶性肿瘤有何不同？

乳腺良性肿瘤:生长速度缓慢,不发生转移,质地较软,多数有包膜和周围组织相隔,触诊有一定的活动度,表面较光滑。一般仅有局部压迫症状,无全身症状,不危及生命,手术切除易治愈。

乳腺恶性肿瘤:表面不光滑,质地坚硬,与周围组织界线不清,常较固定,不易活动。患者常有消瘦、发热、食欲减退等全身症状,手术时难以彻底切除,易复发。恶性肿瘤能迅速破坏周围组织、器官的结构和功能,广泛转移时影响全身功能,造成各系统的功能紊乱,直至衰竭。

六、什么是乳腺癌？

发生在乳腺导管或小叶的恶性肿瘤。是最常见的严重影响妇女身心健康甚至危及生命的恶性肿瘤之一。

七、有哪些因素容易导致乳腺癌？

1.生殖因素:迟婚、迟育、高龄产妇、未哺乳、哺乳时间短、多次流产等因素,使女性内分泌紊乱,较易引发乳腺疾病,增加罹患乳腺癌风险。

2.饮食因素:高脂肪、高蛋白、高热量、低纤维素饮食,三餐极不规律,缺乏体育运动。脂肪堆积过多,使雌激素生成增加,对乳腺组织产生刺激,久而久之,易引发乳腺癌。

3.激素因素:服用含有激素的药物和营养品,滥用雌激素类化妆保养品,以及在更年期阶段利用激素来替代治疗或是延缓绝经时间。速成食品、人工饲养的水产及家禽使用的饲料中也多含有激素成分,使人体长期过量摄入雌激素,过多的雌激素刺激乳房腺体上皮细胞过度增生,是引发乳腺癌的高危因素。

4.精神因素:长时间处于压力和竞争激烈的工作环境中,情绪处于不稳定的状态,易使机体的生理节律发生紊乱,神经系统和内分泌系统的功能失调,从而容易引发乳腺癌。

5.环境因素:化学物质、病毒侵害、物理、电离辐射等,并且辐射的效应有累加性,多次小剂量暴露与一次大剂量暴露的危险程度相同。这些作为外在因素也在时刻危害着女性的身体健康。

6.生活方式:上述因素中的不良生活方式,以及长期的熬夜、睡眠时间少或不规律、抽烟、酗酒、泡夜店、缺乏体育锻炼、佩戴过紧的胸罩或穿过紧的内衣等,也在影响着身体的正常功能,破坏内环境的稳定,增加了患癌风险。

7.遗传因素:一级亲属中有乳腺癌病史者与无家族史者相比,乳腺癌患病风险增加。

八、乳腺癌有哪些典型症状?

早期:多无自觉症状,患侧常会有单发的小肿块,而极少数患者会有乳头血性或水性溢液、乳头糜烂等症状。

中期:多伴有局部隐痛、钝痛及牵拉痛或刺痛感,并伴有上肢无力、酸痛,乳头有暗红色的血性溢液等。

晚期:多伴有食欲不振、全身乏力、发热、局部疼痛、咳嗽、咯血、呼吸困难等血源性其他部位转移的相应症状。

九、乳腺癌的确诊有哪些手段和方法?

常见的专业检查包括超声检查、钼靶 X 线摄片、磁共振等物理检查以及组织学病理检查。

1.超声检查:超声检查是一种经济、简便、无创伤、无痛苦并可反复应用的检查方法。其可通过显示乳腺内部的细微结构变化而对病变部位进行定位,并在鉴别可触及或不可触及的良、恶性,囊、实性,增生性等乳腺疾病方面具有独到之处。

2.钼靶 X 线摄片:钼靶 X 线摄片是一种利用高科技仪器来诊断早期乳腺癌的常用方法。该方法可以观察到临床不能确诊的早期乳腺癌,并且能够在很大程度上提高鉴别诊断良、恶性肿瘤的准确率。

3.磁共振检查(MRI):可用于高危人群的普查,其对乳腺癌的诊断、手术方案的制定及鉴别复发有重要的作用。其可监测到原位癌、多灶性癌等。MRI 具有良好的软组织对比度,对组织具有相当强的敏感度。

4.病理学检查:病理学检查是临床确诊乳腺癌的"金标准",是目前为止最准确的诊断方法。常用的病理检查主要有传统的开放性手术切开活检(肿物切取或切除活检)和空芯针穿刺活检。

十、乳腺癌的治疗方式有哪些?

治疗方式包括手术治疗、放射治疗和化学治疗,以及内分泌治疗和分子靶向治疗。可分为全身治疗和局部治疗,治疗以全身治疗为主、局部治疗为辅。全身治疗包括化疗、内分泌治疗和分子靶向治疗,是通过口服或静脉给药,药物随血液到达全身,理论上对于全身都可覆盖,其优点是覆盖面广但局部强度会偏低;局部治疗包括手术治疗、放射治疗及局部介人治疗等,只针对局部效率高,但覆盖面有限。

十一、乳腺癌的分子分型有哪些?

1.腔面 A 型—免疫组化:ER 和(或)PR 阳性,HER－2 阴性,Ki－67 增值指数低。

2.腔面 B 型—免疫组化:腔面 B(HER－2 阴性),ER/PR 阳性,HER－2 阴性,Ki－67 增值指数高或 PR 低表达;腔面 B(HER－2 阳性),ER/PR 阳性,HER－2 过表达或扩增,Ki－67 任何水平。

3.HER－2 阳性型—免疫组化:HER－2 阳性(非腔面型),ER 和 PR 缺失,HER－2 过表达或扩增。

4.基底样型—免疫组化:三阴性,ER 和 PR 缺失,HER－2 阴性。

5.正常乳腺样型

各亚型除具有独特的分子表型和免疫表型外,其预后、对治疗的反应以及转移途径都各不相同。由于基因表达谱检测需要新鲜组织,且价格昂贵,因此常规应用受到局限。通过免疫组化的检测能大致反映基因表达谱确定的亚组,在日常工作中被用于与分子分型大致对应,以利于临床治疗和预后判断。

十二、乳腺癌的手术方式有哪些?

乳腺癌手术方式众多,主要包括乳腺癌根治术、乳腺癌改良根治术、乳房单纯切除术和乳腺癌保留乳房手术。

乳腺癌根治术：手术切除乳房及胸大小肌，并行腋淋巴结清扫，主要用于局部晚期胸肌受累的乳腺癌。

乳腺癌改良根治术：该手术的特点是保留胸肌，大都采用横切口，皮瓣分离时保留薄层脂肪。术后可有较好的功能及外形，便于需要时做乳房重建手术。此方式适用于微小癌及临床第Ⅰ、Ⅱ期及胸肌未受累的Ⅲ期乳腺癌。

乳房单纯切除术：仅切除乳腺组织、乳头、部分皮肤和胸大肌筋膜。此方法适用于非浸润性癌、微小癌、湿疹样癌限于乳头者，亦可用于年老体弱不适合根治手术或因肿瘤较大或有溃破、出血者配合放射治疗。

乳腺癌保留乳房手术：保留乳房的手术指征主要是肿瘤位于乳腺周围，距乳头 2cm 以外，病灶为单个性，直径不大于 4cm，同时没有其他手术及放射治疗的禁忌证。常用的术式有肿瘤广泛切除或象限切除。

十三、哪些患者适合保乳手术？

1.早期乳腺癌，且有保留乳房要求的患者。

2.肿瘤与乳房大小的比例适合，术后能够保留适宜的乳房体积和良好的乳房外形的患者。同一个象限的多个病灶（假定为同一个肿瘤来源）的患者也可以接受保留乳房手术。

3.临床分期较晚（炎性乳腺癌除外），经术前化疗后肿块缩小达到保留乳房标准的患者也可以考虑。

十四、保乳治疗的绝对禁忌证有哪些？

1.妊娠期间放疗。对于妊娠期妇女，保乳手术可以在妊娠期完成,而放疗可以在分娩后进行。

2.病变广泛,且难以达到切缘阴性或理想保乳外型。

3.弥漫分布的恶性特征钙化灶。

4.肿瘤经局部广泛切除后切缘阳性,再次切除后仍不能保证病理切缘阴性者。

5.患者拒绝行保留乳房手术。

6.炎性乳腺癌。

十五、哪些患者适合乳房重建?

乳房重建的前提是在不违反肿瘤根治原则的基础上、不耽误后续治疗的情况下,医生为乳房切除的患者再"造"一个乳房。包括一期重建(也叫即刻重建)和二期重建(也叫延迟重建)。

十六、什么是前哨淋巴结活检?

术中将前哨淋巴结取出送检的方法称为前哨淋巴结活检术。

十七、前哨淋巴结活检的临床意义是什么?

乳腺癌的淋巴结转移一般先累及前哨淋巴结,然后再转移至其他淋巴结。临床通过前哨淋巴结活检有助于判断区域淋巴结状态,使乳腺癌的病理分期更加准确,同时还有助于合理选择手术范围。前哨淋巴结活检可预测全腋窝淋巴结转移状态,术中即时检测的结果即可作为决定腋窝清扫范围的依据,只有前哨淋巴结活检阳性时才可行腋窝淋巴结清扫。前哨淋巴结活检术创伤较小、并发症少、费用低,使腋窝阴性患者保留腋窝,减少淋巴结清扫并发症,改善患者的生活质量。

十八、乳腺癌术后如何进行上肢功能锻炼?

功能锻炼对于恢复患者肩关节功能和预防及减轻水肿至关重要,但必须严格遵守循序渐进的顺序,不可随意提前,以免影响伤口的愈合。

1.术后 1～2 天,练习握拳、伸指、屈腕;

2.术后 3～4 天,前臂伸屈运动;

3.术后 5～7 天,患侧的手摸对侧肩、同侧耳(可用健肢托患肢);

4.术后 8～10 天,练习肩关节抬高、伸直、屈曲至 90°;

5.术后 10 天后,肩关节进行爬墙及器械锻炼,一般应在 1～2 个月内使患侧肩关节功能达到术前或对侧同样的状态。

达标要求是:2 周内患侧上臂能伸直、抬高绕过头顶摸到对侧耳朵。达标后仍需继续进行功能锻炼。

十九、术后功能锻炼应当注意什么?

注意术后 7 天内限制肩关节外展。严重皮瓣坏死者,术后 2 周内避免大幅度运动。皮下积液或术后 1 周引流液超过 50ml 时应减少练习次数及肩关节活动幅度(限制外展)。植皮及行背阔肌皮瓣乳房重建术后要推迟肩关节运动。

二十、如何预防乳腺癌术后上肢淋巴水肿?

1.预防感染:保持患侧皮肤清洁;不宜在患肢手臂进行有创性的操作,如抽血、输液等;洗涤时戴宽松手套,避免长时间接触有刺激性的洗涤液;避免蚊虫叮咬;衣着、佩戴首饰或手表时一定要宽松。

2.避免高温环境:避免烫伤;患侧手臂不要热敷,沐浴时水温不要过高;避免强光照射等高温环境。

3.避免负重:术后 2～4 周内避免上肢负重,一般不超过500g。4 周后,需缓慢、逐渐增加肌肉及肌耐力的活动。但仍需避免提、拉、推过重的物品;避免从事重体力劳动或较剧烈的体育活动。

4.避免上肢近端受压:避免紧身衣、测量血压、患侧卧位。

5.注意睡姿,保证睡眠质量:平卧位患侧肢体垫高,手臂呈一直线,手掌高度要超过心脏平面;健侧卧位,患肢放于体侧或枕头垫高超过心脏水平。良好的睡眠能够帮助患者放松心情,兴奋迷走神经,激活淋巴系统,预防并改善淋巴水肿。

6.其他:尽快恢复手臂功能,不要忽视轻微的手指、手背、上肢的肿胀;乘坐飞机或长途旅行时戴弹力袖套;在医生指导下进行适当的体育锻炼,避免过度疲劳。

二十一、上肢淋巴水肿后如何处理?

1.保守治疗:综合消肿疗法,包括人工淋巴引流、压力绷带治疗、皮肤护理等。需要多学科共同参与。

2.手术治疗:淋巴结移植、淋巴管吻合等,疗效尚有待大规模研究证实。如患侧手臂出现红肿热痛等症状,抑或水肿突然加重等应考虑淋巴管炎的可能,应及时检查血象并抗炎处理。

二十二、什么是乳腺癌术前新辅助化疗?

新辅助化疗也称术前化疗,其目的是:

1.控制微小病灶,减少全身转移的机会,提高生存率。

2.降低局部复发的机会,减少局部手术范围,提高生活质量。

3.通过新辅助化疗的疗效评价,进行类似体内药敏试验。

4.如果能达到病理完全缓解,可以延续生命。

适合做新辅助化疗的患者包括局部晚期、手术困难和希望保留乳房的患者。

二十三、新辅助化疗的适应证有哪些?

满足以下条件之一者可选择新辅助药物治疗:①肿块较大(>5cm)。②腋窝淋巴结转移。③HER-2阳性。④三阴性乳腺癌患者。⑤有保乳意愿,但肿瘤大小与乳房体积比例大难以保乳者。

二十四、新辅助化疗常用化疗方案有哪些?

1.多西他赛+多柔比星+环磷酰胺;

2.表柔比星+多西他赛;

3.蒽环类联合环磷酰胺序贯紫杉类;

4.蒽环联合紫杉序贯诺维本联合铂类;

5.紫杉联合顺铂;

6.紫杉联合卡铂。

二十五、什么是乳腺癌的术后辅助治疗?

乳腺癌经手术切除后,为了进一步消灭体内可能存在的微小转移癌灶,在手术后实施应用抗癌药物进一步进行治疗,临床上称之为辅助化疗,亦称保驾化疗。辅助化疗对提高肿瘤患者的治愈率、延长生存期有很重要的意义。一般认为,应该在手术后 2 周内开始化疗。如无特殊情况,最迟不宜超过手术后 4 周。

二十六、术后辅助化疗常用方案有哪些?

1. 蒽环类联合环磷酰胺序贯紫杉类

2. 蒽环类联合环磷酰胺

3. 多西他赛联合环磷酰胺

4. 多西他赛联合多柔比星联合环磷酰胺

5. 氟尿嘧啶联合表柔比星联合环磷酰胺序贯多西他赛

6. 氟尿嘧啶联合表柔比星联合环磷酰胺

二十七、什么是晚期乳腺癌的解救治疗?

解救化疗是指在根治性治疗失败或肿瘤复发转移后再给予的化疗,期望能使患者的病情再次缓解或治愈,提高生活质量。主要用于对化疗敏感的肿瘤。

二十八、复发或转移性乳腺癌常用的单药化疗方案有哪些?

解救治疗常用单药化疗的药物有白蛋白紫杉醇、多西他赛、紫杉醇、卡培他滨、吉西他滨、长春瑞滨、表柔比星、多柔比星、艾立布林、多柔比星脂质体、紫杉醇脂质体。

二十九、复发或转移性乳腺癌常用的联合化疗方案有哪些?

1. 紫杉醇类联合卡培他滨;

2. 吉西他滨联合紫杉醇;

3.长春瑞滨联合卡培他滨；

4.长春瑞滨联合顺铂或卡铂；

5.吉西他滨联合顺铂或卡铂；

6.白蛋白紫杉醇联合贝伐珠单抗；

7.卡培他滨联合贝伐珠单抗。

三十、患者白细胞减少期间应当如何护理？

1.注意休息,适当增加衣物,避免感冒。

2.多饮水,加强饮食营养,增加机体抵抗力。

3.保证充足的睡眠,进行适当的室内锻炼。

4.如果身体发生小的伤口,要及时进行消毒处理,避免全身感染。

5.注意饮食卫生,餐具应进行消毒。

6.当白细胞降至 $2.0 \times 10^9/L$ 以下时,遵医嘱采取白细胞药物治疗。

7.当白细胞降至 $1.0 \times 10^9/L$ 以下时,患者需住隔离病房,采取保护性隔离。紫外线灯消毒病房,每日 2 次;保持床单干净整洁。

8.陪护家属应注意更换干净衣、裤、鞋,并戴口罩,若陪伴者存在呼吸道感染则应避免与患者接触。

9.要注意监测体温变化,以便早期发现感染。

三十一、患者在血小板降低期间应当如何护理？

1.适当活动,动作要缓慢,避免剧烈活动及碰伤,保护皮肤完整性,必要时绝对卧床。

2.禁止掏鼻、挖耳等行为,用电动剃须刀剃胡须时,应避免挤压鼻子。用柔软的牙刷刷牙,也可以用漱口水漱口,以防牙龈出血。

3.进软食,避免粗硬食物,温度不宜过高,有出血倾向的患者应给予无渣半流质饮食,有胃肠道出血的患者应禁食。

4.静脉穿刺时应用留置针,尽量避免肌内注射,拔针后加长按压静脉穿刺部位或注射点 5~10 分钟。

5.密切观察大小便的颜色,如果出现异常颜色应该留取标本,并及时通知医生。

6.经常检查皮肤、牙龈有无出血,如有异常应及时告知医生。

7.女性月经期要密切注意月经量。

8.注意监测患者神志、感觉和运动的变化及呼吸节律的改变。若出现视物模糊、头痛、头晕、呼吸急促、喷射性呕吐,甚至昏迷,则提示有颅内出血的可能,应立即报告医生,及时给予抢救。

9.鼻出血的处理:如果是前鼻腔,可采取压迫止血;如果是后鼻腔,则需要请耳鼻咽喉科会诊,进行填塞。

10.当血小板降至 $15 \times 10^9 / L$ 时,可行药物治疗,必要时需静脉输入血小板。

三十二、什么是乳腺癌的靶向治疗?

HER－2 是乳腺癌明确的预后指标和药物治疗效果的预测指标。对于 LuminalB(HER－2 阳性)型和 HER－2 阳性型的患者需要进行抗 HER－2 靶向治疗。针对该靶点的新药不断涌现,极大地改善了这个群体的预后。

三十三、乳腺癌靶向治疗的药物有哪些？

包括曲妥珠单抗、拉帕替尼、帕妥珠单抗、诺拉替尼、贝伐珠单抗等。

三十四、HER－2 阳性乳腺癌的新辅助治疗

曲妥珠单抗联合帕妥珠单抗治疗为乳腺癌的双靶向治疗。对于足疗程新辅助治疗后已经达到实体瘤疗效评价标准的患者，术后辅助治疗可继续原来的靶向治疗。新辅助治疗仅使用曲妥珠单抗的患者，也可考虑双靶向治疗。临床研究证明，曲妥珠单抗联合帕妥珠单抗的双靶向治疗，优于单用曲妥珠单抗，术前治疗使用曲妥珠单抗未达到实体瘤疗效评价标准的患者，术后辅助治疗使用 T－DM1 可以进一步改善预后。

三十五、HER－2 阳性乳腺癌的辅助治疗

HER-2 阳性乳腺癌曲妥珠单抗辅助治疗，推荐的用药周期为1 年。对 HER-2 阳性患者（特别是有高危复发风险，如淋巴结阳性和激素受体阴性的患者），推荐辅助帕妥珠单抗与曲妥珠单抗双靶向治疗联合化疗。

三十六、曲妥珠单抗在辅助治疗中的心脏毒性

曲妥珠单抗联合化疗药物可能增加心肌损害，严重者会发生心力衰竭。若患者存在无症状性心功能不全，监测频率应更高（如每 6～8 周 1 次），出现超声心动图 LVEF 基线评估持续下降（大于 8 周），或 3 次以上因心肌病而停止曲妥珠单抗治疗时，应

永久停止使用曲妥珠单抗。

三十七、HER－2阳性复发转移乳腺癌的如何治疗？

一线治疗方案：首选帕妥珠单抗、曲妥珠单抗双靶向治疗联合紫杉类药物。

二线治疗方案：T－DM1。目前，T－DM1尚未在国内上市，可鼓励患者进入相应临床试验以争取最大的生存获益。曲妥珠单抗方案治疗后疾病进展的HER－2阳性患者可以选择拉帕替尼联合卡培他滨，吡咯替尼联合卡培他滨也是一种优选方案。

三十八、什么是根治性放疗？

根治性放疗是以彻底治疗肿瘤为目的，依据不同的肿瘤类型给予根治性照射剂量。乳腺癌根治性放疗主要应用于早期乳腺癌的单纯根治性放疗、早期乳腺癌保乳术后放疗、初程治疗未放疗的单纯局部复发乳腺癌。

三十九、什么是姑息性放疗？

姑息性放疗是以改善症状、延长生命为目的，指对已无治愈希望的乳腺癌患者原发肿瘤和转移灶予以限量放疗的方法，以延缓肿瘤生长，改善症状（如止痛、缓解溃疡性癌灶的处理等）。姑息性放疗在晚期乳腺癌的治疗中，有相当重要的作用，可有效改善乳腺癌患者的生活质量。

四十、什么是辅助性放疗？

辅助性放疗是综合治疗的一部分，应用放疗与手术或化疗相结合,提高患者的治疗效果。在手术或化疗前后,放疗可以缩小肿瘤或消除潜在的局部转移病灶,提高治愈率,减少复发和转移。

四十一、什么是骨转移的放疗?

骨转移的放疗是乳腺癌骨转移姑息性治疗的有效方法。主要是缓解骨疼痛、减少病理性骨折的危险。方法包括体外照射与放射性核素治疗两类。体外照射主要适应证为:有症状的骨转移灶,用于缓解疼痛及恢复功能;选择性用于负重部位骨转移的预防性放疗,如脊柱或股骨转移。放射性核素治疗对缓解全身广泛性骨转移疼痛有一定疗效,但是有些核素治疗后骨髓抑制发生率较高,而且恢复较缓慢,约需 12 周,可能会影响化疗的实施。因此,放射性核素治疗的临床应用应充分考虑选择合适的病例和恰当的时机。

四十二、什么是脑转移的放疗?

放射治疗是脑转移癌患者的主要治疗手段,有全脑放射治疗(WBRT)和立体定向放射治疗(SRT)两种主要方式。全脑放射治疗常用于 SRT 治疗后复发的患者,或者与 SRT 联合治疗肿瘤总体积较大的多发脑转移患者。立体定向放射治疗常用于 1～3 个脑转移病灶患者,或总肿瘤体积较小的多发脑转移瘤患者。如果肿瘤占位效应重、出血、脑积水危及生命,可考虑行姑息手术。

四十三、骨转移放疗患者如何护理?

乳腺癌骨转移行放射治疗的患者,要防止患者跌倒,可使用轮椅。注意血象变化,每周行血常规检查,当白细胞计数<3×

$10^9/L$ 时,应暂停放射治疗,遵医嘱给予白细胞药物治疗,紫外线消毒病房,每日 2 次,限制探视。当白细胞计数$<1\times10^9/L$ 时,行简易保护性隔离。

四十四、脑转移放疗患者如何护理?

乳腺癌脑转移行全脑放射治疗的患者,治疗中可能出现颅内压增高症状。因此,应遵医嘱立即快速滴注甘露醇,必要时使用地塞米松,严密观察患者恶心、呕吐、头晕、头痛等情况。评估脑转移患者颅内占位性病变和可能出现的反应,如患者出现偏瘫等表现,要做好压疮的预防。

四十五、如何安排乳腺癌患者放、化疗期间的饮食?

高热量饮食:每日所需热量为 3000~4000 千卡(1 卡=4.184 焦)。既要补充手术丢失的营养,尽快恢复体能,还要耐受化疗时的消耗。

高蛋白饮食:为修复组织及再生组织的需要,避免肝脏受损,增强机体免疫力,应增加蛋白质的摄入量。一般每日需 90~130 克,营养不良者每日需达 100~200 克。

高维生素饮食:化疗时维生素的摄入量应高于正常需要量,以确保蛋白质与热量的充分利用。有实验证明,有些蔬菜、水果,如番茄、黄瓜、小水萝卜、大蒜、葱头、山楂、橘子、苹果、香蕉、大枣等对某些化疗药物的远期毒性有抵抗作用。因此,肿瘤患者在接受化疗时要多食用新鲜的蔬菜和水果,以减轻化疗药物的不良反应。

足量水分:化疗时,患者体内存有大量肿瘤代谢毒素,为使这些代谢产物尽快排出体外,并补充液体的损失,应多饮水,可饮用绿豆汤、牛奶、果汁等。

四十六、什么是乳腺癌的内分泌治疗?

内分泌治疗能抑制一部分乳腺癌细胞的生长,防止癌症的复发。内分泌治疗包括药物治疗、放射治疗和外科手术治疗,其中药物治疗在临床上应用较普遍。内分泌治疗常用于晚期及复发的患者,亦可作为手术后的辅助治疗。

四十七、常用的内分泌治疗药物有哪些?

1.三苯氧胺(他莫昔芬)是最常用的抗雌激素类药物。它对雌激素本身不起作用,主要通过和雌激素竞争乳腺癌细胞上的雌激素受体而达到抑制肿瘤细胞生长的效果。被公认为雌激素受体阳性患者的标准治疗药物。三苯氧胺与雌激素的化学结构相似,所以它最常见的不良反应与微弱的类似雌激素作用相关,主要有潮热、白带增多、子宫内膜增厚等。

2.芳香化酶抑制剂通过抑制一种叫做芳香化酶的物质的合成而起到控制肿瘤生长的作用。代表药物有瑞宁得(阿那曲唑)、氟隆(来曲唑)和阿诺新(依西美坦)等。绝经后妇女卵巢功能衰退,体内雌激素主要来源于肾上腺产生的雄激素。而肾上腺的雄激素只有通过周围组织,例如脂肪、肝脏、肌肉、毛囊,甚至乳癌组织中的芳香化酶,才能转化为雌激素。芳香化酶抑制剂可以与芳香化酶结合,使它失去酶的活性,使雄激素再也无法转化为雌激素,切断雌激素的来源,起到治疗作用。

四十八、内分泌治疗和化疗相比有哪些优点?

内分泌治疗和化疗相比,不仅疗效相当,而且有以下优点:通过改变身体内环境来抑制肿瘤生长,对正常细胞的影响小,不良反应小,不会出现化疗过程中白细胞降低、呕吐等不良反应,不需要住院治疗,治疗费用也相对较低。

四十九、内分泌治疗服药的要求有哪些?

1.按时服药,乳腺癌术后预防复发转移的辅助药物三苯氧胺服药期为 5 年,甚至更长时间。服药期间应定期检查肝功能。

2.服用芳香化酶抑制药的患者,应遵医嘱定期到医院检查骨密度,常规补钙。建议服药前检查 1 次,以后根据患者的骨密度及年龄情况,每 6～12 个月检查 1 次。

3.由于内分泌药物干扰了本身的激素代谢,可能会引起月经失调或者可逆闭经,还可能引起身体发胖、出汗、潮热等症状,一般不影响治疗。

五十、什么是晚期乳腺癌?

晚期乳腺癌包括复发和转移性乳腺癌,是不可治愈的疾病。治疗的主要目的是缓解症状、提高生活质量和延长患者生存期。

五十一、晚期乳腺癌有哪些临床特点?

骨转移:多会出现骨骼疼痛及活动能力下降。

颅底骨转移:会引起相应的感觉异常甚至瘫痪。

肺及胸膜转移:多会引起胸痛、干咳、气短、呼吸困难、咯血、不能长期平卧等症状。

肝转移:多会引起发热、纳差、乏力、体重下降、腹胀、腹水、黄疸、肝肿大等症状。

脑转移:多会引起剧烈头痛、恶心、呕吐、精神活动异常等症状。

五十二、乳腺癌骨转移诊断的基本原则有哪些?

1.乳腺癌患者,若出现骨痛等症状,或出现高钙血症、碱性磷酸酶升高、乳酸脱氢酶升高,或肿瘤标记物(如 CEA、CA153)异常升高;或其他影像检查发现存在可疑骨转移时,应及时行 ECT 等检查,以判断是否存在骨转移。但仅仅骨扫描异常浓聚,不应作为骨转移诊断依据。

2.ECT 检查如发现异常浓聚,应对可疑部位行 CT 或 X 线摄片检查,以判断是否存在骨破坏。

3.MRI 扫描敏感性高于 CT,但特异性低于 CT,MRI 在判断神经血管受压迫、椎体累及范围和脊柱稳定性方面优势更明确,对判断骨转移的手术和放疗适应证很重要。但单纯 MRI 异常不足以诊断骨转移,应结合其他检查帮助判断。

4.骨活检病理检查能帮助确诊乳腺癌骨转移,针对临床可疑骨转移,尤其是那些单发骨病灶者,应进行骨活检,以明确诊断。

五十三、乳腺癌骨转移治疗的基本原则有哪些?

1.根据分类治疗原则决定全身抗肿瘤药物治疗;

2.合理使用骨改良药:唑来膦酸、伊班膦酸、地舒单抗等;

3.手术治疗;

4.局部放疗。

五十四、乳腺癌骨转移的患者应该注意什么？

骨转移好发于中轴承重骨,有时也发生于下肢的长骨。这些骨骼在人坐立、行走等过程中都要承受很大的力量,因此发生骨质破坏以后容易发生骨折。病理性骨折一旦发生,不仅会给患者带来很大的痛苦与不便,有时还会给患者造成严重的功能障碍。因此,发现骨转移以后,如果骨质破坏比较明显,就必须注意避免推、撞、摔、压和其他额外增加转移灶所在骨骼受力状况的意外事故,也不宜持重和做相应的快速用力动作。有时还要应用腰托等保护性设施,或者卧床休息。

五十五、乳腺癌脑转移的临床表现有哪些？

脑转移包括脑实质转移和脑膜转移。

脑实质转移临床表现主要为颅内压升高和神经功能障碍。颅内压升高的主要症状和体征是头痛、呕吐和视神经盘水肿,此外还可出现血压升高、视物障碍、意识障碍、排便失禁等。由于脑转移瘤部位不同,可产生不同的定位症状和体征,如可能会有精神症状、癫痫发作、局部肢体感觉和/或运动障碍、失语症、视野损害等。

脑膜转移常见脑膜刺激症状,表现为头痛、呕吐、颈项强直、认知障碍、意识模糊、癫痫发作等。可能伴有脑神经受损表现,颅内压增高表现。如果同时伴有脊膜播散,还可能出现脊髓和脊神经根刺激表现,如神经根性疼痛、节段性感觉缺损等。

五十六、乳腺癌脑转移的治疗手段和原则有哪些？

乳腺癌脑转移治疗手段包括手术、放疗、药物治疗和对症支持治疗。总体治疗原则是在充分评估全身情况的前提下，优先考虑针对脑转移的手术和/或放疗，同时合理考虑全身治疗。放疗主要包括全脑放疗和立体定向放疗。对于脑转移灶数量有限且无症状的 HER－2 阳性患者，也可先予以全身药物治疗。

五十七、乳腺癌晚期疼痛如何处理？

1. 按阶梯用药；

2. 按时用药；

3. 口服或无创用药；

4. 个体化用药；

5. 注意具体细节；

6. 癌痛管理应达到"4A"目标，即优化镇痛、优化日常生活、使药物不良反应最小化和避免不恰当给药。

五十八、如何促进乳腺癌患者的心理康复？

1. 信心疗法：科学研究证明，每个人都有一种超乎寻常的潜能，它一旦被激发出来后，将使人得到意外的收获，甚至会出现奇迹。信心就可以激发这种潜能。所以，患病后要尽快摆脱不良的情绪，下决心不管忍受多大的痛苦，都要顽强地战胜疾病，相信奇迹会在自己身上发生。

2. 想象疗法：在做化学治疗、放射治疗等治疗时，可以想象现在正在杀死身体里的癌细胞。在进行想象疗法时，身体要放松，杂念应抛弃。

3.安慰疗法：是治疗癌症的一服良药。这需要家属、朋友、医护人员的帮助，帮助患者解除心理上的负担，消除顾虑。在进行安慰疗法时，应真诚、热情，不能敷衍、搪塞、哄骗，但可以避重就轻。

4.音乐疗法：就是听轻柔的、抒情的、患者平时喜欢的音乐，但是听的时间不宜过长，每次以 1 小时内为好，音量以 70 分贝以下最佳。

5.幽默疗法：医学研究发现，癌症患者有规律的笑，可使病情得到改善。

五十九、乳腺癌患者性生活的指导有哪些？

乳腺癌患者健康及适度的性生活有利于身心康复。但应严格避孕，推荐物理屏障避孕法，避免使用激素类药物避孕法。

1.要让患者认识到，无论采用何种治疗手段，经爱抚获得愉悦的能力不会改变。

2.提醒患者，可试着享受其他感觉性愉悦的方式，伴侣间应该互相帮助，通过触摸和爱抚来达到性高潮。

3.与伴侣进行关于性问题的交流，或向专业人员咨询。

六十、乳腺癌患者能生育吗？

虽然目前没有证据显示生育会降低乳腺癌患者的预后，但在选择是否生育，以及何时生育时必须充分考虑患者疾病复发的风险和治疗对后代的影响，与患者也要有充分的沟通。

以下情况可考虑生育：

1.乳腺原位癌患者手术和放疗结束后。

2.淋巴结阴性的乳腺浸润性癌患者手术后 2 年。

3.淋巴结阳性的乳腺浸润性癌患者手术后 5 年。

4.需要辅助内分泌治疗的患者,在受孕前 3 个月停止内分泌治疗(如戈舍瑞林、亮丙瑞林、他莫昔芬等),直至生育后哺乳结束,再继续内分泌治疗。

六十一、乳腺癌患者治疗对患者的形体有何影响?

1.术后一侧或两侧的乳房缺如,使患者不敢抬头挺胸,精神萎靡。

2.术后盲目的营养补充及化疗、内分泌药物的影响,使体重增加,身体发胖。

3.化疗药物、内分泌治疗药物的不良反应,使患者或多或少会出现骨痛、体能下降。

4.化疗使头发部分或全部脱落,患者不愿外出活动,情绪低落。

六十二、患者如何应对治疗带来的形体变化?

1.佩戴义乳可弥补患侧乳房缺如,保护患侧的安全,防止磕碰带来的危险,以免使胸壁组织及脏器受伤;并能补充乳房的重量,保持身体的平衡,防止脊柱的弯曲变形;义乳还能起到保温的作用,患者佩戴义乳可增进自信心,树立形象感。

2.对患者进行饮食指导,使患者科学进食,适当运动,保持健康体型,避免盲目减肥降低免疫功能,影响体质的恢复。

3.当有骨痛发生时可找到自己的医生进行骨痛原因的分析,

再进行相应的治疗,并注意运动要适量不要过度,防止骨裂或发生骨折。

4.指导患者佩戴假发或漂亮的帽子,暂时应对脱发时期,待化疗结束头发会重新长出,尽量减少烫发和染发的次数。

六十三、乳腺癌患者治疗结束后如何进行复查?

1.术后 2 年内,一般每 3 个月随访 1 次。

2.术后 3～5 年,每 6 个月随访 1 次。

3.术后 5 年以上,每年随访 1 次,直至终身。

如有异常情况,应当及时就诊而不应拘泥于固定时间。定期复查可及早发现转移病灶,及时给予治疗,控制肿瘤的发展。因此,一定要遵医嘱按时复查。乳腺癌患者复查的项目有 B 超、胸片、乳腺钼靶片、骨扫描、心电图、血常规、生化组合、肿瘤标志物等。

第三章　消化道肿瘤

1.什么是消化道肿瘤？

主要包括食管癌、胃癌、肠癌、肝癌、胰腺癌等。

2.消化道肿瘤的生长方式有哪些？

消化道生长方式有膨胀性生长、浸润性生长、外生性生长。

3.消化道肿瘤的扩散方式有哪些？

消化道肿瘤的扩散方式有直接蔓延、血道转移、淋巴道转移、种植性转移。

4.消化肿瘤临床分期的依据是什么？

临床分期的依据：肿瘤大小、浸润深度、范围及是否累及邻近器官、有无局部和远处转移。国际上广泛采用 TNM 分期系统。

5.消化道肿瘤的 TNM 是如何进行分期的？

TNM 分期是反映恶性肿瘤进展、判断预后的指标。

T：指肿瘤原发灶的情况，随着肿瘤体积的增加和邻近组织受累范围的增加，依次用 T1－T4 来表示。

N：指区域淋巴结受累情况。淋巴结未受累时，用 N0 表示，随着淋巴结受累程度和范围的增加，依次用 N1－N3 表示。

M：指远处转移。没有远处转移者用 M0 表示，有远处转移者用 M1 表示。

6.消化道肿瘤的分级是如何划分的？

肿瘤的分级是说明肿瘤组织结构和细胞异型性大小,是反映肿瘤来源及其生物学行为和侵袭转移能力的参数,用 G 表示。它分为:

期(G1):即分化良好者,称为高分化,肿瘤细胞接近相应的正常发源组织,恶性程度低。

Ⅱ级(G2):组织异型性介于Ⅰ级和Ⅲ级之间,恶性程度居中。

Ⅲ级(G3):分化较低的细胞,称为低分化,肿瘤细胞与相应的正常发源组织区别较大,分化差,为高度恶性。

Ⅳ级(G4):未分化肿瘤,为高度恶性。

7.消化道肿瘤的治疗原则是什么?

良性肿瘤及临界性肿瘤:以手术切除为主,尤其是临界性肿瘤必须彻底切除。恶性肿瘤:Ⅰ级肿瘤以手术治疗为主;Ⅱ级以局部治疗为主,原发肿瘤切除或放疗,包括转移灶的治疗,辅以有效的全身化疗;Ⅲ级采用综合治疗,手术前、后或术中放疗或化疗;Ⅳ级以全身治疗为主,辅以局部对症治疗。

8.消化道肿瘤治疗后如何评价疗效?

完全缓解(CR):所有病灶消失,无新病灶出现,肿瘤标志物正常,至少维持四周。

部分缓解(PR):靶病灶最大径之和减少≥30%,至少维持四周。

疾病稳定(SD):靶病灶最大径之和缩小未达 PR,或增大未达 PD。

疾病进展(PD):靶病灶最大径之和至少增加≥20 或出现新病灶。

9.消化道肿瘤的治疗方法有哪些？

手术治疗、化疗、放疗、生物治疗（免疫治疗和基因治疗）、中医中药治疗。

10.什么是肿瘤免疫治疗？

是指通过主动或被动的方法，调动机体的免疫系统，增强抗肿瘤免疫力，从而抑制和杀伤肿瘤细胞。它通过增强抗肿瘤免疫应答和打破肿瘤的免疫抑制产生抗肿瘤作用。

11.什么是食管癌？

发生于食管黏膜上皮或腺体的肿瘤。

12.食管有哪三个生理性狭窄？

食管有三个生理性狭窄，第一个是在环状软骨下缘平面，即食管入口处，距中切牙 15cm；第二个在主动脉弓水平处，有主动脉和左支气管横跨食管，距中切牙 25cm；第三个在食管下段，即食管穿过膈肌裂孔处，距中切牙 40cm。这三个狭窄常为憩室、肿瘤等好发部位。

13.食管癌常见发生部位是哪些？

食管癌发生部位发生率依次为：中胸段＞胸下段＞胸下段＞颈段。

14.食管癌的危险因素有哪些？

主要有化学因素：亚硝胺类化合物；生物因素：真菌、霉菌等；微量元素缺乏：维生素钼、A、C；不良饮食习惯；慢性炎症；地域性。

15.食管癌患者如何补充营养？

食管癌与其他肿瘤不同，不是食欲差，而是吞咽困难，不能进食，造成机体的消耗，所以应尽量多吃些能进入食管的饮食，例如半流食和全流食,注重半流食和全流食的质量,不要限制热量,要做到营养丰富,饭菜细软,容易消化和吸收,必要时可做匀浆膳、要素膳及混合奶等饮食。当食管梗阻或出现食管气管瘘而不能进食时,则应采取静脉高营养或未造瘘手术等方法,来维持机体对营养的需求。

16.食管癌有哪些临床表现?

早期食管癌的症状没有特异性,并不典型,进食时有哽咽感。中晚期表现为饮水后呛咳,进行性吞咽困难、胸骨后及剑突下疼痛。

17.食管癌的诊断方法有哪些?

食管癌的诊断方法有食管脱落细胞学检查、CT、X线钡餐检查、食管内镜超声检查。

18.食管癌的分型有哪些?

病理分型有:蕈伞型、缩窄型、髓质型、溃疡型、腔内型;病理组织学分类:鳞癌、腺癌、鳞腺癌、癌肉瘤、未分化癌。

19.什么是胃癌?

胃癌是来源于胃黏膜上皮的恶性肿瘤。胃癌可发生于胃的任何部位,其中大部分发生于胃窦部。

20.胃癌的危险因素有哪些?

地域或环境及饮食生活因素:在我国西北、东部沿海地区胃癌发生率比南方地区明显高。长期食用熏烤、盐腌食品;长期吸烟;幽门螺杆菌感染;癌前病变(胃息肉、慢性萎缩性胃炎);遗传和基因突变。

21.胃癌筛查的目标人群有哪些?

年龄≥40岁,且符合下列任意一条者建议作为筛查对象:

（1）胃癌高发地区人群；

（2）幽门螺杆菌感染者；

（3）既往患有慢性萎缩性胃炎、胃溃疡、胃息肉、手术后残胃、肥厚性胃炎、恶性贫血等癌前疾病；

（4）胃癌患者一级亲属；

（5）存在胃癌其他高危因素（高盐、腌制饮食、吸烟、重度饮酒等）。

22.胃癌的临床表现有哪些？

胃癌早期无明显症状，少数人有恶心、呕吐或类似溃疡病的上消化道症状，难以引起足够的重视。疼痛与体重减轻是进展期胃癌最常见的临床症状。患者常有较为明确的上消化道症状，上腹部不适，进食后饱胀、腹部疼痛，食欲下降，乏力。当肿瘤破坏血管后，可有呕血和黑便。晚期会出现贫血、消瘦、营养不良甚至恶病质等表现。

23.诊断胃癌需要做哪些检查？

X线钡餐检查、电子胃镜检查、腹部 B 超、CT、肿瘤标志物 CEA 和 CA199、PET－CT。

24.胃癌的分型有哪些？

按组织病理分型有：腺癌、腺鳞癌、鳞癌、类癌。

腺癌按组织结构不同又可分为乳头状癌、管状腺癌、低分化癌、黏液腺癌、印戒细胞癌。

25.胃癌如何分期？

胃癌共分为四期：

Ⅰ期：肿瘤浸润至黏膜层，但未累及黏膜固有层，无局部淋巴结转移。它又分为ⅠA期和ⅠB期。凡肿瘤浸润至黏膜或黏膜下层,无局部淋巴结转移,即为ⅠA期;肿瘤浸润至黏膜或黏膜下层,伴有距原发灶3cm以内淋巴结转移或肿瘤以浸润至肌层或浆膜下,但尚无局部淋巴结转移者即为ⅠB期。

Ⅱ期:肿瘤浸润至黏膜或黏膜下层,但已有原发灶3cm以外局部淋巴结转移者;肿瘤已浸润肌层、浆膜下层,但仅有距原发灶3cm以内淋巴结转移;或肿瘤已穿透浆膜层,但尚无淋巴结转移。

Ⅲ期:肿瘤已穿透浆膜层并有3cm以外的淋巴结转移;或肿瘤已累及邻近组织器官,但有3cm以内淋巴结转移。

Ⅳ期:肿瘤累及邻近组织、器官,并有距原发灶3cm以外的淋巴结转移;或已有远处转移。

26.胃癌治疗方法的原则是什么?

胃癌治疗方法的原则是:Ⅰ、Ⅱ期胃癌根治性手术,病理检查癌细胞分化良好,可以不用化疗;Ⅲ期胃癌根治性手术后应该化疗、中药治疗,必要时辅以放射治疗;Ⅳ胃癌,只要原发灶允许,患者一般情况能承受麻醉和手术,应争取做姑息性切除术,以提高患者的生活质量,术后辅以中药或化疗。

27.什么是肠癌?

肠癌是位于升结肠、横结肠和直肠的恶性肿瘤,包括结肠癌和直肠癌。多发于30~50岁之间的人群,男性多于女性。

28.左右半结肠癌的区别是什么?

左半结肠癌的临床表现主要为肠腔较细导致急慢性肠梗阻,右半结肠癌肠腔较大,不易发生肠梗阻。左半结肠癌肿块体积一般较小,且供血不丰富,所以较少破溃出血,右半结肠癌血供丰富,瘤体大,所以易破溃出血。左半结肠癌肿体积较小,不易扪及肿块;右半结肠癌肿生长快,瘤体大,大多数的病人可于右腹部触及肿块,回盲部肿块尤为常见。左半结肠癌罕见贫血、消瘦、恶液质等,右半结肠癌多见上述症状。左半结肠癌易转移至左半肝,右半结肠癌易转移至右半肝。左半结肠癌早期确诊率较高,右半结肠癌早期易误诊。

29.肠癌的高危因素有哪些?

环境因素:高热量、高脂肪、高蛋白、低纤维三高一低饮食;遗传;便秘;炎症性肠病;血吸虫病;肠息肉。

30.如何发现早期肠癌?

肠癌发病多在 40 岁以上,男性多于女性,5 年生存率不到一半,早期发现尤为重要。平时应注意以下几个方面:

(1)便血是大肠癌的早期症状之一,肉眼不可见者,大便潜血试验常为阳性。

(2)大便习惯改变或大便次数增多,偶有便秘。或有黏液血便,有排便不尽感。

(3)便型异常:变细、变扁,不成形多见。

(4)排便疼痛:排便时肛门疼痛。

(5)腹痛、乏力、贫血常在病程中期常见。

31.肠癌的临床表现有哪些?

肠癌的早期症状可有腹胀不适、消化不良样症状而后出现排便习惯的改变,如便次增多、腹泻、便秘,黏液便或黏液脓血便;后期出现贫血、消瘦、肿块,腹部疼痛、肠梗阻、腹水、浮肿等。

32.诊断肠癌的检查方法有哪些?

直肠指诊、大便潜血试验、钡灌肠、电子肠镜或超声内镜、CT、肿瘤标志物 CEA/CA199、PET－CT。

33.肠癌的病理分型有哪些？

病理分型:肿块型、浸润性型、溃疡型。

组织学分型有:腺癌、黏液癌、未分化癌。

34.肠癌患者的饮食护理措施有哪些？

肠癌患者的饮食护理措施有:患者多有反复发作、迁延不愈的腹泻,消化功能弱,故应给予消化易吸收的食物;患者有便中带血,晚期患者常有大量便血,故应少服或不服刺激性和辛辣的食物;患者久泻或晚期病人长期发热、出汗、损失津液,故宜多饮水或汤液,主食可以粥、面条等半流食饮食为主;患者多有食欲不振、恶心、呕吐等症状,故宜摄取清淡饮食,切忌油腻;肠癌晚期患者宜服富有营养的滋补流汁药膳;肠癌患者少吃烟熏食品、油炸食品,过于辛辣、刺激性太强,不好消化的食品。

35.什么是肝癌？

是指原发于肝细胞或肝内胆管细胞的恶性肿瘤。

36.肝癌的高危因素有哪些？

肝炎病毒感染;长期进食霉变食物、含亚硝胺食物;微量元素硒缺乏;吸烟饮酒;遗传。

37.哪些是肝癌的高危人群？

肝癌的高危人群有:具有乙型肝炎病毒或丙型肝炎病毒感染;长期酗酒;非酒精脂肪性肝炎;各种原因引起的肝硬化;食用被黄曲霉素污染的食物;有肝癌家族史等的人群;年龄 40 岁以上的男性风险更大。

38.如何筛查肝癌？

肝癌筛查目前尚无金标准,但定期进行血甲胎蛋白测定和上腹部 B 超检查是一种行之有效的办法。建议同时做肝功能、血常规检查,对乙肝患者应再加做乙肝五项、HBVDNA 定量测定,以进一步了解肝脏情况。对上述高危患者半年检查一次,当甲胎蛋白高或发现可疑病灶时做腹部 CT 或核磁共振,以便发现早期小肝癌。若在乙肝肝硬化的基础上,有肝癌家族史、肥胖、糖尿病、饮酒、肝毒性物质接触(黄曲霉素、肝毒性药物、肝毒性化学物质),每一项均会增加患肝癌的风险。对这些更高危病人,建议至少每 3 个月进行一次随访筛查,项目包括:肝功能、乙肝五项、HB-VDNA 定量、甲胎蛋白、上腹 B 超、血常规。患者更要学会自检:肝病的表现多数以消化道症状为主,一旦出现不明原因的恶心、呕吐、腹胀、食欲减退、乏力、厌油腻、尿色深黄等症状时,就要意识到可能是肝脏出现了问题,一定要及时就医,早期发现。

39.肝癌的组织学分型有哪些?

分为肝细胞癌、胆管细胞性肝癌、混合性肝癌。

40.肝癌的临床表现有哪些?

肝癌的首发症状以肝区疼痛最常见,其次是上腹包块、乏力、纳差、消瘦、腹胀、发热。中晚期可见肝大、黄疸、腹水、胸水、下肢浮肿、低血糖、上消化道出血等。

41.诊断肝癌的检查方法有哪些?

超声检查、CT、核磁共振、X 线、肝穿刺活检、肿瘤标志物 AFP。

42.什么是胰腺癌?

胰腺癌是一组主要来源于胰腺导管上皮级腺泡细胞的恶性肿瘤,恶性程度极高,具有"癌中之王"之称。

43.胰腺癌的高危因素有哪些?

长期吸烟、饮酒,进食高脂肪和高蛋白饮食,肥胖,慢性胰腺炎,基因异常、遗传因素。

44.胰腺癌的临床表现?

上腹不适及隐痛是最常见的症状,食欲减退,体重明显下降、梗阻性黄疸、腹水。

45.胰腺癌的检查方法有哪些?

超声检查、CT、核磁共振、内镜逆行胰胆管造影、胃肠钡餐检查、肿瘤标志物 CEA 和 CA19－9、穿刺活检检查。

46.胰腺癌的分类有哪些?

胰腺癌按肿瘤生长部位的不同,分为胰头癌、胰颈癌、胰体癌和胰尾癌;根据组织学类型分为:导管细胞癌、腺泡细胞癌、胰岛细胞癌、类癌。

47.什么是神经内分泌肿瘤?

神经内分泌肿瘤是起源于肽能神经元和神经内分泌细胞的异质性肿瘤。由于神经内分泌细胞遍布全身各处,因此它可以发生在体内任何部位,最常见的是胃、肠、胰腺等。

48.神经内分泌肿瘤的分类有哪些?

根据是否有激素分泌功能和有无出现激素引起的临床症状,将神经内分泌肿瘤分为非功能性和功能性两类。

按照组织分化程度和细胞增殖活性分级:G1(低级别)、G2(中级别)、G3(高级别),级别越高,恶性程度越大。

按肿瘤发生的部位分:胰腺神经内分泌瘤、胃肠道神经内分泌瘤、肺和胸腺神经内分泌瘤、肾上腺肿瘤/嗜铬细胞瘤/副神经节瘤,原发灶不明的神经内分癌、多发性内分泌腺瘤病。

49.神经内分泌肿瘤的临床表现有哪些?

非功能性胃肠胰神经内分泌肿瘤主要表现为非特异性的消

化道症状或肿瘤局部占位症状,如进行性吞咽困难、腹痛、腹胀、腹泻、腹部包块、黄疸或黑便等。

功能性胃肠胰神经内分泌肿瘤主要表现为肿瘤分泌有生物活性的激素引起的相关症状,如皮肤潮红、出汗、哮喘、腹泻、低血糖、难治性消化性溃疡、糖尿病等。

50.诊断神经内分泌肿瘤的检查方法有哪些?

血液肿瘤标志物:CgA、5－HIAA 等;生长抑素受体显像、CT、超声内镜(仅对于胰腺神经内分泌瘤)、PET－CT,穿刺活检病理诊断。

51.消化道肿瘤治疗的原则是什么?

根据患者现阶段机体情况;患者肿瘤的病理分型;肿瘤的侵犯范围;肿瘤的发展趋势,依据循证医学及各类证据有计划地、合理地应用现有的手段,较大幅度提高患者治愈率,改善患者生活质量,延长患者生存期。

52.PD－1 免疫抑制导致消化道不良反应有哪些?

常见的消化道表现包括食欲减退、恶心呕吐、腹泻、腹痛。

53.PD－1 免疫抑制主要的皮肤不良反应有哪些?

(1)皮疹;

(2)瘙痒;

(3)水泡。

54.PD－1 免疫抑制导致骨关节不良反应有哪些?

(1)关节疼痛;

(2)行走困难;

(3)关节胀痛;

(4)关节周围出现红斑。

55.PD－1免疫抑制导致消化道不良反应如何进行护理?

(1)遵医嘱对症用药,疼痛时,给予止痛药物治疗,并观察药物的不良反应;恶心呕吐者给予止吐药物司琼类静脉点滴及止吐三联肌肉注射;

(2)腹泻者给予口服双歧杆菌调节肠道菌群,进行健康知识宣教。饮食方面,应食用清淡易消化,且高热量高蛋白的饮食,少量多餐;

(3)观察大便次数,颜色,形状,量等,指导患者少纤维少油食。

(4)指导患者注意保持肛周皮肤清洁、干爽,便后用柔软的卫生纸清洁,避免肛周皮肤破损、感染。

(5)指导患者每天排便大于4次,出现血便,应及时到医院就诊。

(6)宣教患者多饮水,保持尿量在3000ml/日。

56.PD－1免疫抑制导致免疫性肺炎如何进行护理?

(1)遵医嘱静脉给予抗炎对症支持治疗,并给予雾化吸入稀释痰液,嘱患者多休息;

(2)保持室内空气新鲜、适当室温及湿度。保持呼吸道通畅,经常翻身更换体位;

(3)指导患者进食热量丰富并含有丰富维生素、易于消化吸收的食物及充足水分;对患者进行健康宣教,积极预防上呼吸道感染,感冒流行时减少出入公共场所;

(4)减少异物对呼吸道的刺激,鼓励患者戒烟;适当锻炼身体;

(5)宣教患者应保持生活规律、心情愉快,增强机体抵抗力。

57.PD－1免疫抑制导致皮疹如何进行护理？

（1）遵医嘱给予皮炎平外涂，一天2～3次，直至皮疹缓解。

（2）皮疹期间，指导患者应保持皮肤的清洁、干燥。避免搔抓，禁用肥皂、热水烫洗；

（3）指导患者应穿全棉衣服，避免穿粗糙、过紧衣物，避免穿羊毛、尼龙等衣料的衣服，勤换衣裤，保持衣物清洁、干燥；

（4）宣教患者不宜吃刺激性食物，忌饮用浓茶、咖啡、酒类等饮料；

（5）指导患者生活有规律，保持心情舒畅；

（6）指导患者适当参加体育锻炼，增强机体抵抗能力。

58.PD－1免疫抑制导致甲状腺功能减退如何进行护理？

（1）遵医嘱给予甲状腺素（优甲乐）治疗。指导患者按时服药，并观察给药后的不良反应；

（2）指导患者进行充足的睡眠和休息，适当的活动和锻炼，减少过度消耗体力的活动。

（3）鼓励饮水达2000mL/d，促进废物的排泄，增加维生素C含量高的水果，如橙子、猕猴桃、柚子等。

（4）改进营养状况，指导患者进食高热量、高蛋白、高维生素饮食，少量多餐。

59.PD－1免疫抑制导致的口腔黏膜不良反应有哪些？

（1）口腔溃疡；

（2）口腔疼痛，影响进食；

（3）口干难忍，大量饮水。

60.PD－1免疫抑制导致的口腔黏膜不良反应的健康宣教包括哪些方面？

（1）指导患者保持口腔清洁卫生，无异味，使用软毛牙刷刷牙，选择非刺激性的牙膏，如可坚持餐后用含氟牙膏刷牙，养成餐后半小时清洁口腔的习惯，避免使用硬毛牙刷和含增白剂牙膏，禁止使用含有酒精的漱口液；

（2）若患者出现口腔炎时，要遵医嘱正确使用漱口液和漱口的方法；

（3）溃疡形成时，加强口腔护理和漱口的同时，可口腔喷药溃疡糊，口服维生素 B_{12} 片剂，进食疼痛者可用 0.5%～2% 利多卡因盐水餐前 10 分钟含漱，减轻疼痛。

（4）鼓励患者多饮水，口腔保持适宜的环境湿度，避免长时间处于干燥环境中，进食清淡，宜消化饮食，戒烟戒酒，避免进食过干、过硬的食物。

61.PD－1 免疫抑制导致免疫性肝炎如何进行护理？

（1）指导患者平时饮食要以低盐、低糖、低胆固醇为主，不要吃辛辣、油腻、油炸等对肝脏不好的食物，可以多吃新鲜的蔬菜和水果，不要吸烟喝酒。

（2）在医护人员的指导下合理用药，严格按照医嘱或说明书服用药物。禁忌自己滥用药，以免对身体造成伤害。需进行治疗其他疾病时，要主动向医生说明自己是免疫性肝炎患者，避免产生其他副作用。

（3）适当进行体育锻炼，以患者不感到劳累为度，保持良好心态，避免精神紧张，不要熬夜，保障睡眠，适当锻炼，增加身体抵抗力。

第四章 骨肿瘤

1.骨肿瘤有哪些致病因素？

引起骨肿瘤的原因是多方面的。主要包括物理、化学、生物、遗传、激素、营养、机体免疫等因素,上述各种因素在一定条件下致机体正常组织细胞发生异常生长成为瘤。

(1)化学性致肿瘤因素:1946 年 Gardner 通过静脉内注射硅酸锌铍及氧化的方法在家兔体内造成了骨肿瘤。目前已经知道许多种化合物在动物实验中都能引起骨肿瘤,如甲基胆、N 羟基 2 乙酰胺芴的铜螯合物等。

(2)放射性致因素:多种不同的放射性核素都能引起骨肿瘤,几乎所有趋骨性放射性核素在试验室内均能引起骨肿瘤。Finkel(1968 年)在动物实验中,用放射性核素诱导骨肿瘤获得成功。现在对于放射性核素放射的部位,而使用的剂量能影响形成肿瘤的组织形态。

(3)病毒的致肿瘤作用:Finkel 等(1966 年)首先证明骨肉瘤可由病毒引起,从 1 例自然界发生骨肉瘤的鼠体内分离出一种病毒,称作 FBJ 鼠骨肉瘤病毒。这种病毒是一种 C 型颗粒,直径大约 100m,FB 鼠骨肉瘤病毒诱发的骨肉瘤在电子显微镜下能见到许多 C 型粒。FB 鼠骨肉瘤病毒的一个特点是只引起骨肉瘤,用无细胞的肉瘤滤过液造成骨肉瘤后,病毒诱发的能力大大加强。

2.什么是骨膜反应？对疾病的诊断有什么提示？

骨内生长的肿瘤，可刺激骨膜出现骨膜反应，不同肿瘤存在不同的骨膜反应。若骨膜被肿瘤掀起，在骨膜下产生三角形新骨，称 codman 三角，多见于骨肉瘤；若骨膜被肿瘤掀起为阶段性或层片状形成的骨沉积在 X 线片上出现葱皮样改变，多见于尤文氏肉瘤；若肿瘤生长迅速，长出骨皮质，伴有血管长入，白骨皮向外放射，肿瘤骨与反应骨成"日光射线"影像。

3.软组织恶性肿瘤来源于哪里？

大部分软组织来源于胚胎期的间叶组织，如纤维组织、脂肪组织、平滑肌组织、间皮组织、滑膜组织、血管和淋巴管组织等。而造血组织和网状内皮组织虽也来源于间叶组织，但在解剖学上常与软组织交错生长，故也列于软组织恶性肿瘤内。

4.什么是软组织良性肿瘤？

软组织良性肿瘤极为普遍，如皮下纤维瘤、脂肪瘤、血管瘤等。而软组织恶性肿瘤又称软组织肉瘤，却不多见，仅占成人全部恶性肿瘤的 1/100 左右。

5.什么是骨转移瘤？

骨转移瘤是指原发于身体其他部位的恶性肿瘤通过各种途径转移至骨骼并在骨内继续生长形成子肿瘤，其可以引起正常骨组织的破坏，出现癌性骨痛、病理性骨折、高钙血症、脊髓受压以及相关的神经功能障碍，不仅增加了患者医疗负担，还严重影响患者生活质量及生存期。

6.为什么恶性肿瘤会出现骨转移？

临床证据提示，肿瘤细胞中只有小部分细胞具有自我更新和分化成特异性细胞类型（分化潜能有限）的能力，我们把这小部分细胞称为"肿瘤干细胞（CSCs）"。CSCs 通过上皮间充质转换（EMT）获得大部分生物学特征：生存、运动性、侵袭性和转移能力。一旦定植到骨骼，便可释放各种细胞因子直接或间接地打破成骨细胞和破骨细胞间的动态平衡，并且在转移的肿瘤细胞、成骨细胞和破骨细胞之间形成恶性循环，持续出现病理性溶骨或成骨性改变。

7.正常的骨骼生理过程是什么样的？

骨骼主要由羟基磷灰石结晶矿化 I 型胶原构成，成骨细胞分泌这种 I 型胶原前体，细胞外基质蛋白水解酶剪切 I 型胶原前体氨基和碳基末端，保留三螺旋区域并形成胶原纤维。胶原纤维相互连接交织形成骨骼。矿化的骨质内含有大量的生长因子，如 TCF.β、胰岛素样生长因子.1、血管内皮生长因子（VECF）、成纤维细胞生长因子（FCF）和血小板源性生长因子（PDCF）。其中，TCF.β 尤其重要，骨质溶解可以释放出 TCF.β，TCF.β 刺激成骨。骨微环境中也存在许多激素、细胞因子和其他相关分子，它们与骨骼微环境中的细胞存在着紧密的联系。正常状态下，成骨细胞成骨与破骨细胞溶骨构成骨骼重塑动态平衡

8.生理情况下骨骼也会发生溶骨反应吗？

骨骼作为代谢十分活跃的组织，无时无刻不在进行着成骨和溶骨活动，但是成骨细胞和破骨细胞的数量保持着相对平衡，在生长发育期成骨活动占据优势，骨骼表现为快速生长，生长发育结束后，成骨和溶骨活动保持动态平衡，因此溶骨活动不是骨肿瘤特有的效应。肿瘤的侵入打破了成骨和溶骨活动间的动态平衡，引起溶骨或成骨性的骨破坏。

9.什么是骨骼微环境？

正常骨微环境中的细胞包括骨细胞、成骨细胞、破骨细胞、基质细胞和血管细胞。破骨细胞介导骨质溶解,成骨细胞介导骨质形成。骨骼可以不断地以溶骨和成骨的方式进行动态重塑。骨微环境中有许多激素、细胞因子和其他相关分子,它们与骨骼微环境中的细胞存在着紧密的联系,并且在调节骨骼动态重塑平衡中起着主导作用。

10.骨转移瘤与正常骨骼生理过程有什么区别?

肿瘤细胞可以打破骨骼动态重塑平衡,发生溶骨过度和(或)成骨过剩,形成病理性溶骨和(或)成骨。临床上表现为一系列骨相关事件(SREs),包括骨骼疼痛、病理性骨折、高钙血症和脊髓受压或神经功能症状。

11.为什么说骨微环境具有促肿瘤效应?

微环境中多种细胞均有利于骨转移,包括基质细胞、破骨细胞和短暂性细胞。基质细胞来源于骨髓内间充质干细胞,包括脂肪细胞、成纤维细胞和成骨细胞,它们通过相关分子,促进肿瘤细胞增殖和分化。破骨细胞溶骨释放出许多潜在性的生长刺激分子(如组织蛋白酶 K),也有利于肿瘤细胞在骨微环境中生长。目前,没有明确的研究将骨溶解增加与肿瘤细胞量增加联系在一起,但是抑制骨质溶解能降低骨内肿瘤负荷。短暂性细胞包括红细胞、T 细胞和血小板,已经证明这些细胞均可通过多种通路和分子促进肿瘤生长和转移。

12.肿瘤骨转移的主要机制是什么?

骨转移瘤的发生机制是十分复杂的,目前尚不明确。但目前较为认可的是"种子－土壤"学说。种子是肿瘤细胞,土壤是骨组织。肿瘤细胞可以释放多种活性因子促进破骨细胞或成骨细胞的异常增殖分化,打破原有的动态平衡,有利于肿瘤细胞的生长;而被破坏的骨微环境又可以促进肿瘤细胞骨转移,进而形成恶性循环。这一过程大致可以概括为"种子"逃逸原发组织、生存、归巢骨髓与"播种"、休眠与休眠终止后侵袭活跃。每一阶段肿瘤细胞以不同的机制进行转移。

13.什么是肿瘤细胞"失巢凋亡逃逸"?

肿瘤细胞逃逸原发组织后进入循环系统即为循环肿瘤细胞(CTCs)。机体免疫将 CTCs 视为"异己",理论上机体循环系统中正常免疫细胞可以将 CTCs 清除而诱导"失巢凋亡"。但是肿瘤细胞可能通过表达 FLIP 灭活 FADD 的死亡受体通路和过表达抗凋亡蛋白 Bcl.2、Bcl.xL 和 Mcl.1 来抑制"失巢凋亡"。

14.参与骨转移瘤的成骨机制有哪些?

肿瘤源性因子诱导成骨细胞增殖、分化和成骨,促进前列腺癌形成成骨性骨转移瘤。成骨性模型明显要比溶骨性模型少见,目前认为骨转移瘤的成骨机制包括:①肿瘤细胞通过 wnts.LRP5.β.catenin 途径促进成骨细胞增殖;② ET.1 与 PTHrP 上调 DDK1、下调 SOST 的表达促进成骨细胞增殖;③TCF.β 与 BMP 通过 Smad 信号途径介导成骨细胞增殖;④FCF 与 ICF 介导成骨细胞活化;⑤RANK.RANKL.OPC 系统、MMP.13 直接引起溶骨反应,骨质溶解释放的 TCF.β 又可以促进肿瘤细胞增殖;④肿瘤细胞通过释放 FCF、PDCF、BMP、ICF.1、PTHrP 等促进成骨细胞增殖,成骨细胞通过上调 RANKL、下调 OPC 的表达,促进前体破骨细胞成熟活化,进而产生溶骨效应;⑤骨质溶解释放 TCF.β,通过 Smad 信号介导肿瘤细胞上皮—间充质转变 EMT,肿瘤细胞进行 EMT 后,细胞骨架重排,细胞与细胞之间失去黏附和细胞接触,运动性、侵袭性和转移能力增强。

15.什么是骨转移瘤"恶性循环"?

成熟/活化的破骨细胞可以产生多种骨骼来源的生长因子(例如:TCF.β、VECF、ICFs、BMPs 和 FCF 等),这些生长因子可以促进肿瘤细胞生长和迁移,一旦肿瘤细胞定植后,肿瘤分泌的生长因子(例如 FCF、PDCF、BMP 和 ICF.1 等)又可以促进破骨细胞的产生和活化。因此,溶骨和肿瘤生长迁移形成了"恶性循环",骨微环境中的癌细胞和正常宿主细胞(例如:破骨细胞、基质细胞、血管细胞等)之间的相互作用促发骨转移瘤,骨微环境和肿瘤之间的协作性相互作用正是这种"恶性循环",并且它是转移瘤形成和进展的关键。

16.骨转移瘤的主要病理表现是什么?

骨转移瘤的病理表现包括溶骨性、成骨性和混合性骨破坏。溶骨性和成骨性骨破坏往往是同时存在的,至少一方占据主导地位。其中溶骨性骨破坏最常见于乳腺癌、肾细胞癌、肺癌、多发性骨髓瘤等。成骨性主要见于前列腺癌,少数为乳腺癌、膀胱癌、鼻咽癌及肺癌等。

17.骨转移瘤外科治疗的目标是什么?

骨转移瘤的治疗目的是维持或改善生活质量,控制疾病和尽可能治愈。检查发现的无症状性转移瘤患者需要接受系统性内科治疗和放射治疗,目的主要在于控制疾病和预防(包括:疼痛、脊髓受压和骨折)。对于有症状的转移性病灶,治疗目的在于缓解疼痛,维持行走和神经功能。

18.骨转移瘤外科治疗有哪些手段?

外科治疗主要是病灶清除、恢复稳定性和功能重建,包括微创手术和开放手术。微创手术主要有转移灶的动脉栓塞、射频消融、高能超声聚焦刀（H1FU）、椎体成形术、经皮内固定等，开放手术包括病灶清除术＋髓内钉/钢板/骨水泥或非骨水泥内固定和假体关节成形术、脊椎全切＋钛笼植入、姑息性椎管减压内固定术等。

19.骨转移瘤会出现哪些并发症？

骨转移可以造成相当多的并发症，包括骨痛、行动受损、高钙血症、病理性骨折、脊髓和神经根压迫以及骨髓浸润。有研究发现，29％的乳腺癌患者第一次复发转移可出现一个或多个骨并发症，17％的患者出现高钙血症，16％的患者出现病理性骨折，3％的患者出现脊髓压迫。在254例多发性骨髓瘤患者中，影像学评估诊断出54％的患者存在病理性骨折，33％的患者存在高钙血症，75％的患者有骨痛，其中50％发生在背部，20％发生在肋骨，上肢和下肢均为7％。

20.骨转移瘤骨痛有什么特点？

骨骼疼痛主要表现为阵发性疼痛或者"夜间痛"，疼痛具有持续性、渐进性，严重影响患者睡眠且与体位无关，一般口服止痛药难以缓解，负重性疼痛或剧烈疼痛提示即将骨折。

21.哪些手段可以缓解癌症骨痛？

骨转移相关的疼痛治疗包括以下几个方面：全身止痛、鞘内止痛、糖皮质激素、放疗（外照射和放射性药物）、消融技术（射频消融术和冷冻消融术）、二膦酸盐、化疗药物、RANKL.RANK 相互作用抑制剂（狄诺塞麦）、激素疗法、介入技术（椎体后凸成形术）和手术方法。

22.长骨转移瘤发生率是多少？

长骨包括下肢长骨(股骨、胫骨和腓骨)和上肢长骨(肱骨、桡骨和尺骨)。长骨转移瘤占骨转移瘤的 20％～60％,以股骨近端和肱骨近端受累为主,膝关节和肘关节远端骨转移瘤少见。典型的长骨转移瘤患者表现为恶性肿瘤病史和骨骼疼痛。

23.长骨转移瘤治疗的重点是什么?

长骨转移瘤的治疗围绕预防病理性骨折和治疗病理性骨折开展,以缓解疼痛和提高患者生活质量为目的。治疗手段主要包括手术治疗(病灶清除、结构重建)、微创治疗(射频消融、血管栓塞)、放疗、肿瘤内科治疗(二膦酸盐、激素疗法等)。

24.长骨转移瘤外科治疗要注意什么?

四肢长骨转移是否需要手术干预主要取决于患者的预期寿命,而手术方式的选择除了要考虑患者的预期生存期外,还应考虑解剖学部位(骨干或骨端)、骨转移瘤数目、机械稳定性(病理性骨折或即将骨折)以及肿瘤对非手术治疗的反应等。

25.为什么长骨转移瘤中股骨近端骨折最常见?

股骨近端是人体主要的承重部位,行走时承重达体重的 3 倍,上楼梯时达 7 倍,并且由于解剖学特点其受机械扭曲也很大。股骨近端骨转移瘤病理性骨折发生率远高于其他部位。对于股骨近端即将骨折和病理性骨折患者,生存期大于 3 个月。

26.脊柱转移瘤有哪些症状?

疼痛是脊柱转移瘤最常见的症状,发生率达 80％。这一症状可以分为三种类型:①疼痛固定局限在受累水平,脊柱棘突触诊时疼痛加重,机制为局部炎症反应\骨膜牵拉\硬膜外静脉丛曲张。②神经根痛,机制为肿瘤组织侵入受累水平椎间孔压迫神经根。③机械性和劳累性疼痛,机制为脊柱不稳定。疼痛的性质和机制决定了对其治疗需采用不同方案。脊髓功能障碍是第二大常见症状,发生率 35％～65％。必须尽早发现及时治疗,才能获得较好的转归。主要预后因素是患者治疗前步行功能,如果患者治疗前已不能行走,治疗后神经功能康复的可能性较小。直肠和膀胱括约肌也常被侵犯,括约肌功能的丧失往往是不可逆的。神经功能损伤进展迅速时,应需采取快速有效的治疗。

27.什么是脊柱转移瘤的外科治疗?

以往脊柱转移瘤的治疗以放疗和化疗为主,脊柱转移瘤的外科治疗是指通过外科手术实现肿瘤部分或完全切除,减轻或解除脊髓压迫,重建脊柱稳定性。随着现代肿瘤诊断治疗技术的提高,许多类型肿瘤患者的五年生存率有了很大的提高。如果发生脊柱转移,患者仍可能带瘤生存较长时间,但由于肿瘤造成的疼痛\神经功能障碍严重影响患者生活质量,并相应缩短了患者的寿命。患者迫切希望通过治疗缓解疼痛,保存和恢复神经功能,重建脊柱稳定性,提高生活质量。近年来脊柱外科治疗技术的飞速发展,对脊柱转移性肿瘤患者尤其是孤立性单发的脊柱转移性肿瘤完全有条件实行积极的外科手术治疗,联合放化疗可以明显降低肿瘤复发率,显著提高患者的生存率。

28.脊柱转移瘤外科治疗包括哪些方法?

脊柱转移瘤的手术包括开放手术和微创手术。开放手术主要有各种入路的全脊椎切除术、各种入路的姑息减压内固定术(结合或不结合粒子植入术)。微创手术包括:内窥镜脊柱手术、微创减压术、经皮椎体内固定术、椎体成形/后凸成形术等。不同的手术有不同的适应证和优缺点,手术方式的选择应当遵照多学科联合、个体化治疗的原则。

29.脊柱转移瘤外科治疗的适应证有哪些？

目前认为,脊柱转移瘤外科手术的适应证主要包括:患者的预期寿命 33 个月,一般身体状况尚可,可以耐受外科操作。具有以下情况之一的可考虑手术:放疗不敏感的肿瘤;脊柱不稳;压迫脊髓、马尾、神经根;急性或进展性神经功能障碍;放、化疗或激素治疗失败;诊断不清需要组织病理确诊。有些学者提出,对于即将出现脊柱不稳的患者可采用预防性外科介入稳定脊柱。

30.MESCC 患者的术后护理有什么要求?

对所有卧床休息的患者都要穿长筒弹力袜或间断进行双下肢气动脉冲按摩。常规给 MESCC 的患者(尤其对截瘫患者)皮下注射低分子肝素,防止静脉血栓的发生。术后疼痛会持续一段时间,但患者长期卧床可能引发褥疮,需要每 2～3 小时翻身一次。日常的肠道功能和膀胱功能要密切观察,并相应对症处理,必须对尿失禁患者制订详尽的护理计划。

31.什么是脊柱转移瘤脊髓髓内转移?

脊髓髓内转移是恶性肿瘤转移至中枢神经的一种较罕见类型,目前尚无理想的治疗方法。本病占所有中枢神经系统转移瘤的 8.5%,占脊髓肿瘤的 4%～9%,在所有肿瘤病检中检出率为 0.9%～2.1%,1/4 的髓内转移患者存在软脑膜病变,1/3 伴发脑转移。

32.临床有治疗骨转移瘤的靶向药吗?

骨转移瘤涉及多种基因及细胞因子,目前存在针对这些细胞因子的靶向药物。如二膦酸盐类(唑来膦酸、帕米膦酸)、迪诺塞麦、组织蛋白酶 K 抑制剂(奥当卡替),其中以唑来膦酸使用最为广泛,它通过进入破骨细胞和抑制基焦膦酸合酶(生物合成甲羟戊酸途径的关键酶),达到降低溶骨和增加骨骼矿化的作用。

33.靶向药在临床上使用广泛吗?

唑来膦酸、帕米膦酸、迪诺塞麦是经美国 FDA 批准用于骨转移瘤治疗的靶向药物,大量研究证实它们可以抑制骨破坏,减少骨相关事件的发生率,延长生存期,其中以唑来膦酸运用最为广泛。

34.为什么肿瘤骨转移患者会出现高钙血症?

实质肿瘤骨转移瘤和骨髓骨骼疾病引起的广泛性骨溶解会导致钙过度释放人血,因此产生了高钙血症。高钙血症症状包括多尿、胃肠道应激、神经紊乱和昏迷、脱水以及肾功能障碍。高钙血症患者比无高钙血症患者有更晚期的疾病、更广泛的骨骼疾病、肾衰以及预后更差。目前唑来膦酸、帕米膦酸和依班膦酸已经被批准用于治疗恶性肿瘤高钙血症。

35.二膦酸盐有抗肿瘤效应吗?

二膦酸盐能直接或者间接地减弱肿瘤生长和转移所需的多个过程。已经证实二膦酸盐具有诱导多种癌细胞系凋亡的能力。二膦酸盐也通过降低肿瘤黏附、迁移和侵袭来抑制转移。抑制血管生成是二膦酸盐的另一个特性。最近的研究也发现唑来膦酸可通过抑制间充质细胞迁移以及阻断间充质细胞分泌促乳腺癌进展因子来增强抗肿瘤活性。

36.怎么判断转移性疾病骨质流失?

肿瘤侵袭骨骼、类肿瘤蛋白和(或)激素治疗均可导致患者骨质流失。骨流失可以引起骨密度的降低,从而使得骨骼承受力下降容易发生病理性骨折,除了通过影像学图像判断骨密度的变化外,监测骨骼流失的标志物(例如:血清 NTx 和特异性骨碱性磷酸酶)也是有帮助的。研究显示大多数实质肿瘤骨转移瘤患者的尿 NTx 水平比正常年轻成人高。

37.哪些肿瘤可使用化学激素疗法?

化学激素疗法常作为辅助治疗,主要用于敏感肿瘤。乳腺、甲状腺、小细胞肺癌和前列腺癌通常对化疗敏感,而胃肠道肿瘤、肺鳞状细胞癌和肾细胞癌对化疗的敏感性较差。活检获得的肿瘤病理可以预测肿瘤对于激素治疗的敏感性。例如,活检乳腺癌患者肿瘤细胞,根据其是否表达雌激素受体来决定雌激素受体调节是否可以辅助治疗此患者。值得注意的是,在一些转移性前列腺癌患者中,尽管原来的肿瘤病理表现为激素敏感,但是治疗后转变为激素抵抗性肿瘤的并不少见。通常我们将此类事件称为"激素逃逸"。这主要是因为激素治疗杀死了激素敏感性前列腺癌细胞而保留了激素抵抗性前列腺癌细胞,留存的激素抵抗性前列腺癌细胞大量增殖而产生了对激素治疗的总体抵抗性。

38.手术结合术中粒子植入术是否一劳永逸?

为了避免放射引起手术切口不愈合及切口感染等问题,术后放疗往往需要延迟进行,通常为术后 2～3 周,而这可能错过了最佳的放疗时机。开放手术可在术中结合粒子植入术,理论上来说合理科学地安排粒子的数量、间距、空间分布可以替代术后放疗,因此需要开放手术和辅助放疗的患者最佳选择是术中结合粒子植入术,但粒子植入术并非一劳永逸,放射粒子的摆放是极其重要的,取决于外科医生操作技巧和放疗科医生的合理规划。此外,放射粒子存在半衰期,随着时间的延长,放射剂量会不断衰减,目前依据治疗的需要已经实现了短期和永久性近距离放疗。

39.为什么 RANKL 是骨转移瘤治疗的重要靶点?

RANKL 是 RANK 唯一的同源性配体,Tnfsf11 基因编码,主要由成骨细胞和骨基质细胞表达产生。RANKL 是溶骨和肿瘤生长迁移形成的"恶性循环"中的重要因素。肿瘤释放的生长因子可以促进成骨细胞增殖高表达 RANKL,使得 RANKL/OPC 比值下降,进而促进破骨细胞增殖活化引起骨质破坏,此外 RANKL 也可以直接促进肿瘤细胞增殖,骨质溶解释放的生长因子又可以促进肿瘤转移和增殖。临床前研究已经证实 RANKL 抑制剂能显著延迟骨肿瘤形成、减轻骨肿瘤负荷以及延长荷瘤小鼠生存期。

40.人体免疫系统对肿瘤骨转移有抑制作用吗?

识别"自己"排除"异己"维持机体内外环境稳态是免疫系统的基本功能。免疫反应对抑制骨转移瘤的生长、侵袭发挥着重要作用。免疫细胞根据对骨转移瘤的调节效应可分为三大类:①抗骨转移瘤的免疫细胞,例如:树突状细胞(DCs)、细胞毒性 T 细胞(CTLs);②促进骨转移瘤的免疫细胞,例如:调节性 T 细胞(Tregs)、骨髓源性免疫抑制细胞(MDSCs);③双重调节性免疫细胞,例如:巨噬细胞、辅助性 T 细胞(Th)。需要注意的是,抑制和促进不是绝对的,在不同的条件下,细胞的功能有可能发生改变,甚至完全相反。

41.为什么恶性肿瘤细胞容易发生"免疫逃避"?

机体正常免疫状态下,DCs 识别并提呈肿瘤特异性抗原,随后激活 T 细胞,T 细胞增殖并分化为细胞毒性 T 细胞(CTLs),CTLs 发挥杀伤肿瘤效应。然而,研究发现浸润性肿瘤的 DCs 处于不成熟阶段,因此没有活化 T 细胞的能力。而且,DCs 与肿瘤细胞相互作用后可以通过产生 TCF.β、NO、IL.10、VECF(血管内皮生长因子)和精氨酸酶 I 抑制 CD8+T 细胞活化。同时,浸润肿瘤的 DCs 可以促进其他免疫抑制细胞(例如 Tregs 和 MDSCs)募集于肿瘤部位,Tregs 和 MDSCs 对 T 细胞有抑制作用,T 细胞受抑或发生凋亡,肿瘤产生"免疫逃避",这些均有利于肿瘤进展和转移。此外,肿瘤细胞自身低表达肿瘤特异性抗原等也有利于肿瘤发生"免疫逃避"。

42.什么是过继性免疫细胞治疗?

过继性免疫细胞治疗是指将患者体内具有抗肿瘤效应的淋巴细胞在体外用白介素-2 进行培养、扩增至数代后回输进入患者体内,利用这些抗肿瘤淋巴细胞杀伤肿瘤细胞,发挥抗肿瘤效应。

43.过继性免疫细胞治疗有什么特点?

理想的过继性免疫细胞治疗应具有以下特点:①可大量获得,实验室研究及临床实践显示,临床治疗量的免疫细胞应在 1×10^{10} 以上,甚至 1×10^{11};②具有肿瘤特异性;③抗肿瘤活性强;④体内应用可耐受;⑤可聚集在肿瘤灶;⑥可在体内存活、增殖。

44.癌性骨痛病理生理学的基础是什么?

病理生理学机制是骨骼和周围组织释放的异常神经冲动使得脊髓后角感觉神经元过度兴奋。有趣的是,肿瘤的大小和数量与有无疼痛或疼痛的程度并不完全相关,一些患者肿瘤转移部位可无疼痛,一些单一骨转移无骨折的患者却出现了剧烈的疼痛,出现这两种情况的原因可能是外周和中枢平衡机制以及中枢对外周反馈抑制能力存在差异。癌症骨疼痛特有的神经化学信号说明了传统镇痛药疗效降低,表明了联合用药和改变给药途径可能是疼痛管理的较好选择。

45.癌性骨痛产生的机制有哪些？

外周机制包括肿瘤细胞引起的神经纤维损伤。肿瘤诱导下的感觉和交感神经纤维融合，使得交感神经兴奋可引起邻近的感觉神经兴奋产生痛觉。肿瘤微环境的改变使得骨骼中初级传入纤维上的敏感离子通道被激活，造成初级传入纤维敏感性增强。肿瘤生长相关的炎性浸润诱发各种生长因子、细胞因子、白细胞介素、趋化因子、前列腺素、内皮素和其他介质的释放，刺激痛觉传入纤维。骨质破坏引起的骨机械性不稳。中枢机制包括外周神经的改变使投射到大脑痛觉中枢的中央脊髓呈高敏状态。脊髓神经元显示其兴奋性增加，浅表背脚的 WRD 神经元数量增加，敏感域扩大。

46.为什么晚期肿瘤患者疼痛十分剧烈？

癌症疼痛经常同时发生在多个部位，是涉及炎症性、神经性、缺血性、肿瘤特异性的复杂临床综合征，肿瘤直接损伤周围组织或癌细胞释放的疼痛介质可引起炎性浸润，癌细胞浸润或肿瘤组织压迫感觉神经纤维、肿瘤引起的神经过敏、骨膨胀或骨溶解引起的神经牵拉和去神经支配是神经性疼痛的主要机制。肿瘤骨转移是中晚期癌症患者疼痛的最常见原因，大约 75% 进展期癌症患者有骨痛的临床表现。

47.为什么脊柱是肿瘤最常见的骨转移部位？

骨骼是恶性肿瘤第三大常见的转移部位，仅次于肺和肝。恶性肿瘤转移有血行转移、淋巴转移和直接侵犯三大途径。脊柱作为人体的轴承骨，贯穿颈部、胸部、腹部和盆腔，与多种组织和器官相邻。脊柱与四肢骨相比，脊柱更加接近于甲状腺、肺和腹部盆腔各脏器。多种组织恶性肿瘤可以通过脊柱动脉系统、Batson静脉丛或者脑脊液转移至脊柱;脊柱旁恶性肿瘤可以直接侵袭脊柱。

48.脊柱转移瘤的转移途径有哪些?

多数学者认为,人体各部分恶性肿瘤经下列途径转移至脊柱:①经动脉播散;②经椎静脉播散,Batson静脉丛最常见;③经淋巴播散;④经蛛网膜下腔播散;⑤邻近病灶直接侵犯。脊柱转移瘤以脊柱静脉型为主,可使胸腹腔内静脉中的癌栓不进入肺与肝而进入椎静脉系统,直接转移至脊柱。

49.哪些原发肿瘤常发生脊柱转移?

乳腺癌、前列腺癌、甲状腺癌、肺癌和骨髓瘤常发生脊柱转移。乳腺癌是女性最常见的癌症,大约73%的乳腺癌患者发生骨转移;前列腺癌是男性发病率最高的癌症,约68%的前列腺癌患者发生骨转移。甲状腺癌为42%,肾癌为35%,肺癌为36%,胃肠道癌约为5%。肿瘤发生骨转移后,近70%的骨转移瘤病灶位于脊柱。

50.骨转移瘤的发生率是多少?

随着病情进展,60%～70%的恶性肿瘤患者可以发展成骨转移瘤。乳腺癌骨转移的发生率约为73%,前列腺癌骨转移的发生率约为68%,甲状腺癌骨转移的发生率约为42%,肾癌骨转移的发生率约为35%,肺癌骨转移的发生率约为36%,胃肠道骨转移的发生率癌约为5%。

51.为什么说早期诊断骨转移瘤至关重要?

骨转移瘤是恶性肿瘤晚期常见的并发症,是肿瘤患者生活质量(QOL)下降和早期死亡的常见原因。早期诊断至关重要,及早发现骨转移病灶,及时进行联合化疗、放疗、手术、生物疗法等可以获得有效的局部控制,利于改善患者生活质量,延长生存期。

52.早期骨转移瘤和脊柱转移瘤的临床表现是什么?

60%~70%的系统性癌症患者发展成脊柱转移瘤,然而仅10%的患者有症状。绝大多数骨转移患者早期均无显著的临床表现,最早的症状往往是疼痛。随着病情进展,临床表现常常与病理性骨折、高钙血症等骨相关病变有关。

53.骨转移瘤与脊柱转移瘤的诊断手段有哪些?

同绝大多数疾病一样,骨转移瘤与脊柱转移瘤的诊断依据也包括病史采集、临床表现、临床体征、辅助检查等。明确的肿瘤病史有助于转移瘤的诊断,但并不是绝对的。转移瘤早期可能没有明显的临床表现,最早的表现往往是局部疼痛。

54.非甾体类抗炎药物(NSAID)使用时应当注意哪些?

非甾体类抗炎药物是癌痛治疗的基本药物,不同非甾体抗炎药有相似的作用机制,具有止痛和抗炎作用,常用于缓解轻度疼痛,或与阿片类药物联合用于缓解中、重度疼痛。常用于癌痛治疗的非甾体抗炎药包括布洛芬、双氯芬酸、对乙酰氨基酚、来昔布等。常见的不良反应有消化道出血、血小板功能障碍、肾功能损伤、肝功能损伤等。其不良反应的发生,与用药剂量及使用持续时间相关。使用非甾体抗炎药,用药剂量达到一定水平以上时,增加用药剂量并不能增强其止痛效果,但药物毒性反应将明显增加。因此,如果需要长期使用非甾体抗炎药,或日用剂量已达到限制性用量时,应考虑更换为阿片类止痛药;如为联合用药,则只增加阿片类止痛药用药剂量。目前,临床上常用于癌痛治疗的短效阿片类药物为吗啡即释片,长效阿片类药物为吗啡缓释片、羟考酮缓释片、芬太尼透皮贴剂等。对于慢性癌痛治疗，推荐选择阿片受体激动剂类药物。长期使用阿片类止痛药时，首选口服给药途径，有明确指征时可选用透皮吸收途径给药，也可临时皮下注射用药，必要时可自控镇痛给药。在应用长效阿片类药物期间，应当备用短效阿片类止痛药。当患者因病情变化，长效止痛药物剂量不足时，或发生爆发性疼痛时，立即给短效阿片类药物。

55.二膦酸盐类药物用于治疗脊柱转移瘤的疗效如何？

目前尚无二膦酸盐专门针对脊柱转移瘤治疗的研究，并且二膦酸盐对脊柱病理性骨折的效果被二膦酸盐预防骨质疏松性骨折的效果所混淆。除了绝经的影响外，癌症治疗引起的骨丢失缺失可以增加骨折的发生率，有研究表明，在有激素抵抗的转移性前列腺癌和各种实体肿瘤（主要是非小细胞肺癌）中唑来膦酸能减少脊柱骨折的发生率。

56.二膦酸盐类药物治疗乳腺癌骨转移效果如何？

大约70％的晚期乳腺癌患者会出现骨转移瘤，且骨相关事件发生率较其他实体肿瘤高。二膦酸盐是最常用来预防乳腺癌骨转移患者骨相关事件的药物。研究表明静脉内注射二膦酸盐预防骨相关事件效果优于口服，而且发现唑来膦酸是临床上最有效的二膦酸盐制剂。该研究中唑来膦酸可以使骨相关事件发生率下降43％，至少一次骨相关事件患者的百分比下降20％以及可以延迟第一次骨相关事件发生时间。

57.二膦酸盐类药物治疗肺癌骨转移效果如何？

研究表明，接受唑来膦酸治疗（每3周4mg）的患者骨相关事件发生率较未治疗组下降了9％。此外，唑来膦酸可以延长肺癌骨转移瘤患者平均生存期和疾病进展时间。这些研究表明唑来膦酸在肺癌骨转移患者中可以延迟骨相关事件发生和降低骨相关事件风险。二膦酸盐类药物治疗前列腺癌骨转移效果如何？大约70％的晚期前列腺癌患者会发展成骨转移瘤。已经证实唑来膦酸是在前列腺癌骨转移瘤患者中唯一具有长期有效性的二膦酸盐，唑来膦酸可以使患者第一次骨相关事件发生平均时间延迟6个月，骨相关事件的发生风险下降36％，同时可以缓解骨骼疼痛。此外，氯膦酸盐、帕米膦酸和依班膦酸在缓解骨骼疼痛方面也有益处。

有研究显示，在前列腺癌骨转移患者中迪诺塞麦（每4周120mg）在延迟第一次骨相关事件发生时间和降低多发骨相关事件发生率方面均优于唑来膦酸（每4周4mg），两者在整体生存期、疾病进展时间和副反应方面效果相似。

58.二膦酸盐类药物治疗肾癌和膀胱癌骨转移效果如何？

特异性设计评估二膦酸盐治疗肾癌和膀胱癌骨转移疗效的研究较少，所以肾癌和膀胱癌源性骨转移瘤的治疗指南并不成熟。但可以明确的是，与其他实体肿瘤转移相似，二膦酸盐联合放疗治疗转移性肾细胞癌是有益的，可以增高患者的疼痛缓解率，降低患者的骨相关事件发生率以及延长患者无骨相关事件生存期。

59.放射治疗对于脊柱转移瘤的效果如何？

放射治疗对于骨转移瘤与脊柱转移瘤的治疗已经有几十年的历史了，20世纪人们一直认为放疗是骨转移瘤与脊柱转移瘤的标准治疗方法，能够缓解疼痛，实现肿瘤局部控制。但放疗会发生放射性皮炎、放射性食管炎以及食欲下降、恶心、呕吐、腹痛、腹泻或便秘等不良反，随着放疗技术的不断进步，采用药物预防和中药理等可以降低不良反应的发生率。

60.转移瘤患者接受放疗后还需要接受手术治疗吗？

原则上不需要。骨转移瘤与脊柱转移瘤手术治疗的指征主要是脊髓压迫症、病理性骨折、脊柱不稳引起的难治性机械痛或潜在性脊柱不稳，不伴有脊髓压迫的放射敏感性转移瘤患者，尤其是多发转移瘤，放疗是最佳选择。

61.为什么术后不能立刻进行放疗？

骨转移瘤与脊柱转移瘤患者施行开放性手术通常创伤大，手术间长、术中牵拉、缺血引起的软组织损伤重，术后早期放疗可能引起脂肪液化，切口不愈合甚至感染。

62.为什么说粒子植入术在某些情况下优于体外放疗？

1901年皮埃尔里提出将放射性粒子植入肿瘤内，可以缩小肿瘤灶，甚至杀死肿瘤组织。20世纪中叶由于放射源的操作会对术者产生放射性损害，粒子植入术被减少使用，目前这一问题已经得到解决。近距离放疗是一种理想放疗方式，主要优点是射线剂量强度与离平方成反比，例如将放射粒子置于肿瘤内，离放射源2cm处的射线剂量是离射线源1cm处的1/4。在使用外放疗时，如果肿瘤离放射源100cm，在此离100cm和101cm两点上的剂量差异很小，另一个优点是不存在因患者体位或移动造成的治疗误差，因此在需要接受手术的脊柱转移瘤患者，手术联合粒子植入是具有优势的。

63.脊柱转移瘤的适应证有哪些？

脊柱转移瘤放射治疗既可以作为治疗方案，也可以作为化疗后辅助治疗。原则上射线敏性肿瘤骨转移均可施行放射治疗；可用于治疗一个或多发脊柱转移瘤伴或不伴病椎疼痛患者；椎体成形术后辅助放疗;减压内固定后辅助放疗等。

64.脊柱转移瘤的禁忌证是什么?

脊柱转移瘤放射疗的禁忌证包括脊髓压迫、神经伤、脊柱不稳定者;拟照射部位有放射性粒子植入治疗史;既往同一部位脊柱放疗达到脊髓受剂量者;预期寿命不足 3 月者;拟照射部位软组织伤者;有系统结缔组织病患者。

65.X 线检查结果正常就能排除脊柱转移瘤吗?

不能排除,当怀疑存在脊柱转移瘤时,应当首先行脊柱 X 线平片检查,然而其敏感性较低,X 线片仅能发现直径 1mm 以上的病灶和超过 50% 的骨盐丢失。高达 40% 的病变可能无法通过 X 线发现或呈现假阴性。当肿瘤引起 50% 以上骨皮质的破坏时,X 线片可以粗略地评估病理性骨折的风险。粗略地表现中晚期骨质破坏情况,对肿瘤入侵椎旁和椎管的判断相当困难。

66.骨转移瘤或脊柱转移瘤的 CT 表现是什么?

CT 可以较好地显示骨骼结构,这使得骨皮质的改变可以清楚地反映出来。虽然 16 排和 64 排螺旋 CT 在评估骨结构时提供了出色的图像质量和较高的空间分辨率,但可能无法发现没有明显骨质破坏的病灶。尽管有研究显示 CT 的敏感性只有 77.1%,明显低于 PET(86.9%)和 MRI(90.4%),特异性约为 85%,明显低于 PET 和 MRI(分别为 96% 和 93%),但其仍是治疗前的必要检查。CT 扫描可以发现 2mm 左右的脊柱转移灶,还可帮助监测椎体尤其是后壁骨质的完整性。CT 矢状面和冠状面重建有利于术前评估病理性骨折的程度。CT 的一个不足是射线伪影可能掩盖了邻近的软组织与骨骼的界线。另一个不可避免的缺点是患者暴露于低剂量射线中,尽管射线剂量可以控制得很低。

67.骨转移瘤或脊柱转移瘤的 MRI 表现是什么？

MRI 是显示骨转移瘤的最佳方法，敏感性达 96.5%，特异性达 99%。由于恶性肿瘤血行转移时首先侵犯骨髓，而骨髓中脂肪与转移瘤含水量高形成很强的对比，加之 MRI 空间分辨率高，故 MRI 对椎体及椎管内、外结构显示清楚。溶骨性转移灶在 T1 加权像通常表现为低信号，在 T2 加权图像上，通常认为转移瘤病灶的含水量较高，因此呈现高信号，但实际上正常椎体信号主要来自脂肪，所以 T2 加权图像上转移瘤病灶也可表现为低信号。注射 Gd.DTPA 后病灶可呈明显强化，少数呈轻度强化。成骨型转移灶在 T1 加权像、T2 加权像上均呈低信号。混合型转移灶在 T1 加权像、T2 加权像上均呈不均匀信号。

68.骨转移瘤或脊柱转移瘤骨扫描有哪些表现？

骨扫描的原理是将含有一定剂量的放射性核素的药剂，经静脉注入体内，通过血液循环到达骨骼表面，示踪剂聚集在由病变引起的反应性新生骨形成处。聚集的量与血流供应相关。尽管大部分转移灶表现为热结节，但部分侵袭性较强的转移瘤缺乏反应性新骨和低血供可表现为冷结节。

69.骨扫描核素聚集可以明确诊断骨转移瘤吗？

虽然骨扫描的敏感性较高，但其特异性较低。示踪剂可以聚集在任何骨代谢增高的部位，此外创伤、感染、关节病、骨质疏松都可引起放射性核素的非特异性吸收。在已知原发肿瘤的患者中骨闪烁扫描显示多个高聚集区时提示骨转移，但即使在肿瘤患者中单一部位聚集也只有 50% 显示存在骨转移单发多发性病灶，可见于肿瘤骨转移、多发性骨髓瘤、感染等。

70.骨转移瘤和脊柱转移瘤影像学诊断有何优缺点？

影像学作为骨科疾病的重要检查手段,主要包括 X 线、CT 扫描、MRI、骨扫描、PET－CT。X 线简单易行,价格低廉,但敏感性特异性均较低,高达40％的病变可能无法通过 X 线发现或呈现假阴性。CT 扫描敏感性特异性优于 X 线,能较 X 线早 6 个月发现病灶,还可以对病灶进行三维重建。MRI 比 DR、CT 都更加敏感,甚至可能比放射性核素扫描更敏感,它具有直接三维成像,高软组织分辨率,能够对脊柱整体观察,准确显示肿瘤转移发生部位,对骨髓早期变化能够做出诊断,还可清晰显示椎管、硬脊膜及蛛网膜下腔等结构和受累情况,也可观察脊椎转移瘤引起的椎旁软组织肿块及其范围。骨扫描显示范围大,可以区分单发病灶、多发病灶,目前是诊断骨转移瘤的首选方法,敏感性较高但其特异性较低。OPET－CT 能早期诊断骨和脊柱转移瘤,且能进行全身显像,敏感度和特异度与 MRI 相似,但检查费用昂贵。

71.骨转移瘤和脊柱转移瘤的确诊依靠什么手段?

骨转移瘤和脊柱转移瘤的诊断金标准是病理活检。临床表现和各种影像学检查有助于早期诊断,评估病情进展程度,帮助制定治疗方案,但确诊依赖于穿刺活检或术中、术后病理检查。

72.影像学手段只能用于诊断吗?

影像学是骨科最常用也是最主要的检查手段,同时影像学也与治疗密不可分。无论是外科手术还是放射治疗,都需要对转移灶精确定位。由于椎弓根无法直视,盲打置入椎弓根钉很大程度上取决于解剖标志和外科医生经验。计算机导航技术的运用很大程度上弥补了盲打的不足。

73.高钙血症有什么危害?

高钙血症可能是最常见的恶性肿瘤的代谢性并发症,由于它的发病率非常高,所以临床上非常重要。如果不及时治疗,中度和重度(血钙浓度大于 3.0mmol/L)的高钙血症,将会引起严重的临床症状,造成胃肠道、肾脏和中枢系统的紊乱。当血钙含量极高时,肾功能和意识出现障碍,会死于心律失常和急性肾功能衰竭。高钙血症在肺鳞癌、乳腺癌和肾腺癌中最常出现。

74.哪些肿瘤容易发生髓内转移?

肺癌转移是髓内转移最常见的来源,约占髓内转移的 50%。各种肿瘤髓内转移的发病率依次是肺癌(尤其是小细胞肺癌)29%～54%,乳腺癌 11%～14%,肾癌 6%～9%,结直肠癌 3%～5%,黑色素瘤 6%～9%,淋巴瘤 4%,甲状腺癌 2%,卵巢癌 1%,原发病灶不明 3%。

75.哪些肿瘤骨转移适合靶向药治疗?

目前临床上运用的骨转移瘤靶向药物包括唑来膦酸、帕米膦酸、伊班膦酸、迪诺塞麦。它们主要针对多发性骨髓瘤和实体肿瘤源性骨转移瘤。对于非实体瘤,如白血病骨破坏疗效不明确。

第五章 高强度聚焦超声消融治疗技术

一、消融治疗技术

消融治疗技术根据消融原理主要有两大类——物理消融、化学消融,物理消融技术又有热消融、冷冻消融、非温度消融;化学消融技术又有溶剂消融、光化学消融。

1.高强度聚焦超声消融治疗是什么?

高强度聚焦超声消融我们通常称之为 HIFU 手术治疗,HIFU 治疗通过超声或 MRI 引导在镇静止痛或全麻下能量由体外进入体内,通过定点聚焦,小焦点移动以点连成线,线再组成面,面最终汇聚成体,通过这种点、线、面、体的方式达到杀死肿瘤的目的。

2.高强度聚焦超声消融治疗原理是什么?

HIFU 治疗是通过利用超声波聚焦瞬间形成 $65\sim100℃$ 的高温,同时发挥超声波固有的空化效应、机械效应等,使靶区组织发生凝固性坏死,破坏细胞膜,阻碍肿瘤细胞生长的目的。另一方面,利用超声波机械震动导致靶区细胞压缩、膨胀甚至崩溃,从而达到破坏细胞膜,阻碍肿瘤细胞生长的目的。

3.高强度聚焦超声消融治疗优点有哪些?

(1)不开刀、不流血,不受肿瘤大小、形状限制。

（2）一般情况下采取一次性超范围治疗。

（3）术后恢复快，总体治疗费用低。

（4）可以激活免疫系统。

（5）无辐射、无化学损伤，不会出现放、化疗遇到的肿瘤不敏感问题。

（6）可以重复治疗，也可以实施有计划的分段治疗。

（7）对早期病变可以根治，对晚期病变可以姑息治疗，以有效减少肿瘤负荷。

（8）可以配合放疗、化疗等其他治疗手段，不会与其他治疗方法相冲突。

（9）乳腺肿瘤（包括乳腺癌、乳腺纤维瘤）、骨肿瘤、子宫肌瘤的海扶治疗还具有保留乳房原有形态、保留肢体、保留子宫的优点。

4.高强度聚焦超声消融治疗疾病适应证有哪些？

HIFU 消融治疗主要运用于原发或转移性肝癌、恶性骨肿瘤、乳腺癌、软组织肉瘤、肾癌、胰腺癌等恶性肿瘤；还有些子宫肌瘤、乳腺纤维腺瘤、软组织肿瘤、肝脏肿瘤等良性肿瘤，以及如子宫腺肌症、肝包囊虫病、脾亢、异位妊娠、子宫内膜异位等良性疾病。

5.高强度聚焦超声消融治疗效果适应证有哪些？

对于单发肿瘤，直径≤5cm；多发肿瘤，少于 3 个，最大直径≤3cm；肿瘤深面距体表≤设备最大焦距；机载超声能完全显示肿瘤；治疗超声焦点能安全到达肿瘤的边界；在这些情况下 HIFU 技术基本可以做到完全性消融治疗。但对于巨块型、结节型原发性肝癌通过减少肿瘤负荷，减轻症状为延长生存期提供条件；转移性肝癌:单发病灶直径＞5cm,或多发病灶,数量多于 3 个,最大直径＞3cm,通过减少肿瘤负荷,有助于配合其他治疗,提高整体疗效,达到姑息性消融治疗的目的。

6.高强度聚焦超声消融治疗禁忌证有哪些?

(1)含气空腔脏器的肿瘤,如肠道、胃等。

(2)中枢神经系统的肿瘤。

(3)治疗相关区域存在皮肤破溃或感染时。

(4)治疗相关区域接受过 45Gy 以上放疗时。

(5)超声治疗的通道中存在腔静脉系统栓子时。

(6)超声治疗的通道中存在显著钙化的动脉血管壁时。

(7)有重要脏器功能衰竭的患者。

(8)有严重凝血功能障碍的患者。

(9)不能耐受相应麻醉的患者。

(10)机械定位影像系统不能清晰显示的肿瘤。

7.高强度聚焦超声消融治疗的最佳时机是什么时候?

(1)化疗的患者化疗后肿瘤体积缩小、肿瘤周围水肿消退、肿瘤内血流明显减少、坏死、液化吸收、边界清楚,白细胞恢复正常,肝肾功能无明显异常和凝血功能基本正常。

(2)介入治疗的患者肿瘤血供明显减少,肿瘤内有明显凝固性坏死区,肿瘤有明显的缩小。

(3)未进行放化疗及介入治疗的患者择机行高强度聚焦超声消融治疗。

8.高强度聚焦超声消融治疗后客观效果评价指标是什么?

由于 HIFU 治疗后,肿瘤缩小需要一段时间,所以体积的变化不能说明消融效果。目前国际上对于消融治疗效果的评价,主要是通过检查肿瘤内有无血液供应来判断肿瘤是否还有活性。理想的消融治疗效果应当表现为肿瘤内已经没有血液供应,即肿瘤已经完全坏死。目前临床上常用的检查方法包括:MRI、增强CT、超声造影等。此外,也可以采用 PET 等检查,通过检测肿瘤对于某些物质的摄取能力,判断肿瘤的活性。

9.高强度聚焦超声消融治疗后肿瘤体积会不会立即缩小或消失?

高强度聚焦超声消融治疗消融后,肿瘤体积一般不会立即缩小、消失,由于肿瘤组织发生凝固性坏死,其大体轮廓仍在,但此时的肿瘤已经没有活性了。经过一段时间后,坏死的肿瘤组织会被机体逐渐吸收、清除,有的可以完全吸收,最终消失;也有的不能完全吸收,会在体内留下瘢痕。凝固性坏死区吸收的速度与肿瘤部位、个体差异关系很大,有的需要几个月,有的甚至会持续好几年。

10.高强度聚焦超声消融治疗技术能否进行多次治疗?

HIFU 的治疗遵循外科治疗原则,即主张一次性、超范围的治疗,目的是达到病灶根治的效果,所以一般情况下,HIFU 治疗一次性完成。对于特殊情况,如肿瘤体积过大,不能一次性完成治疗的,可以有计划地分阶段完成。同时,对于后期复发的肿瘤,HIFU 治疗与放疗不同,可以在同一部位反复治疗,不受剂量限制。

11.高强度聚焦超声消融治疗前需要做哪些术前常规检查?

(1)一般检查:血常规、肝肾功能、出凝血功能、尿便常规等检查,了解患者一般情况,病理及肿瘤标志物检查。

(2)影像学检查:B 超、CT、MRI、必要时行骨扫描。

(3)患者一般体格检查及术前治疗区皮肤的评估。

12.高强度聚焦超声消融治疗如何选择麻醉方式?

(1)肝脏肿瘤、胰腺肿瘤、部分骨肿瘤及不能耐受治疗的小儿或年老体弱者选择全身麻醉方式。

(2)多数骨肿瘤的患者选择硬膜外麻醉。

(3)子宫肌瘤、软组织肿瘤、乳腺良性肿瘤、肾肿瘤、腹膜后肿瘤、腹盆腔肿瘤等选择在镇静止痛条件下进行高强度聚焦超声消融治疗。

13.高强度聚焦超声消融治疗对患者术区皮肤有什么要求?

高强度聚焦超声消融治疗对术区皮肤的要求是表面要干净无污渍、没有毛发,治疗区皮肤完整无破溃,皮肤有弹性,表面无硬结、结痂及瘢痕。治疗前用75%酒精和事先准备好的脱气水进行3次脱气脱脂。

14.高强度聚焦超声消融治疗对放疗后的皮肤有什么要求?

是否能做高强度聚焦超声消融治疗,需要看放疗部位的皮肤情况,若放疗部位的皮肤完整、无破损、无硬结、无结痂时就可以做高强度聚焦超声消融治疗。

15.高强度聚焦超声消融治疗前的饮食和肠道准备有哪些?

高强度聚焦超声消融治疗前2～3天要求进食半流无杂饮食,如面条、稀饭等,治疗前1天给予流食或半流食,晚饭后不再进食,治疗当日早晨禁食水。治疗前晚19:00口服溶有复方聚乙二醇电解质散的常温水1500～2000ml进行导泻。手术日晨再次确定导泻效果,要求排出的为清亮样无杂大便,必要时给予灌肠。

16.口服复方聚乙二醇电解质散Ⅳ时的注意事项有哪些?

(1)导泻药需由护士用温水配好后交给患者服用。

（2）术前1日晚19：00开始口服导泻药。

（3）一般要求2～3小时内喝完，同时注意有无恶心呕吐等不良反应。

（4）服药后尽量下床活动，促进肠蠕动。

（5）服药后适量饮水（1000ml左右）。

（6）注意观察排泄情况，大便要求呈无渣、清水样便。

（7）用药后有无心慌、头晕等不良反应。

17.高强度聚焦超声消融治疗前进行肠道准备的原因是什么？

高强度聚焦超声消融治疗腹腔和盆腔的肿瘤（肝肿瘤、胰腺肿瘤、腹膜后肿瘤、肾肿瘤、子宫肌瘤）时，肠道是空腔脏器，在超声传导过程中是一个发射界面，容易造成损伤，为了避免对肠道的影响，治疗前进行肠道准备使肠内容物排空，在治疗过程中使超声通道中的肠道容易被压扁、推走，避免术中损伤肠道，造成肠穿孔等不良事件。

18.高强度聚焦超声消融治疗前为什么要禁食、水？

（1）其目的是促进胃排空，防止患者在麻醉状态下发生呕吐，而此时患者呼吸道的保护性发射已基本消失，极易造成治疗中的误吸导致窒息危及生命，或者引起吸入性肺炎。

（2）治疗过程保护胃和肠道部，防止造成胃损伤和肠穿孔。

19.高强度聚焦超声消融治疗时为什么有患者治疗前需放置胃管？

（1）对于部分肝左叶的肝癌病灶，由于胃泡内空气的存在，影响超声的传导，因此需要放置胃管定时向胃腔内注入和抽出冰生理盐水。这样做一方面可以改善高强度聚焦超声消融治疗的声通道，另一方面可以降低局部温度，防止胃黏膜损伤。

（2）胰腺与胃紧邻,治疗时由于热量的传导,有可能影响到胃部。为了保护胃不受伤害,通过留置胃管,治疗中可以通过胃管注入冰盐水以降低胃部组织周围的温度,还可以通过观察胃管引流液的颜色来判断胃部是否受到损伤,以确保治疗的安全。治疗后胃管也需要保留一段时间,也是为了后期观察。

20.高强度聚焦超声消融治疗时为什么有患者治疗前需留置导尿?

高强度聚焦超声消融治疗子宫病灶前通过留置导尿,可控制膀胱的充盈度,更好地显示肌瘤病灶部位,同时术后通过膀胱灌注降温,保护膀胱,避免膀胱损伤。

21.高强度聚焦超声消融治疗前患者需要准备的用物有哪些?

冷热敷袋2个、一次性中单或浴巾1个、尿壶1个、500ml矿泉水4瓶、一次性床罩1个、尿壶1个。

22.高强度聚焦超声消融治疗前为什么要求患者进行体位训练?

HIFU治疗是在超声或CT引导下进行,治疗的精确性很高,患者长时间保持同一个体位,不能随意活动身体,造成患者不能耐受从而影响治疗,所以术前根据手术部位的不同进行相应的体位训练,一般先保持手术体位20～30min,能坚持后再延长至30min至1h,直至最后达到1.5～2小时。

23.高强度聚焦超声消融治疗如何选择治疗体位?

高强度聚焦超声消融治疗时要把患者治疗相对应的体表部位浸泡在治疗水中,所以治疗时应根据手术部位为患者选择合适体位。肝肿瘤的患者一般采取右侧卧位或俯卧位;子宫肌瘤、胰腺肿瘤、盆腔肿瘤的患者一般采取俯卧位;骨肿瘤的患者一般采取俯卧位和仰卧位;乳腺肿瘤的患者一般采取侧卧位或俯卧位;肾肿瘤一般采取仰卧位;皮下软组织肿瘤的患者一般采取体位视肿瘤部位而定。

24.高强度聚焦超声消融治疗术中为什么要进行脏器声学造影?

不仅有助于疾病的诊断,还有助于了解肿瘤的位置、大小、数目、边界是否清楚,肿瘤的血供情况,与周围组织器官的毗邻关系,有助于制订具体的治疗计划,评价术后的治疗效果。

25.高强度聚焦超声消融治疗为什么能够有效地减轻患者疼痛?

高强度聚焦超声消融治疗可以较容易地破坏神经丛分支,从而控制这种顽固性疼痛。临床研究表明,70%的胰腺癌患者经高强度聚焦超声消融治疗后,疼痛明显减轻,减少了镇痛药物用量甚至不用镇痛药物。

26.高强度聚焦超声消融治疗后会损伤治疗区皮肤吗?

一般对治疗区皮肤无损伤,但如果患者治疗区皮肤条件不好,如:治疗区以往有手术瘢痕,治疗区做过放疗、皮肤弹性差、有硬结、皮下脂肪过厚等,在治疗中可能引起皮肤损伤,这种损伤一般通过处理均可恢复。

27.高强度聚焦超声消融治疗后治疗区皮肤为什么要进行间隙冷敷?

高强度聚焦超声消融治疗时治疗区皮肤同时也受到一定高温的照射,所以在治疗区给予冰袋间歇性冷敷可降低皮肤及皮下组织的温度,同时减少炎性介质的释放,减轻组织水肿。

因组织降温所需时间较长,若持续冰敷可能造成组织的冻伤,故治疗区皮肤要给予冰袋间歇性冷敷。

28.高强度聚焦超声消融治疗后治疗区皮肤如何进行间隙冷敷?

(1)治疗术区皮肤进行冰袋间隙性冷敷时,每次冷敷时间为15~20min,休息20min后再次冷敷,如此循环。注意观察局部皮肤颜色变化,避免皮肤冻伤。

(2)冰袋不要直接接触皮肤,外面包裹一层柔软的干毛巾,避免引起冻伤,持续时间根据皮肤颜色温度而定,皮温降低,潮红减轻可停止冷敷,一般为24~48h。

(3)冰袋溶化后要及时更换,否则影响冷敷效果。

29.高强度聚焦超声消融治疗全麻术后去枕平卧位的目的是什么?

是为了更好地保持呼吸道通畅,防止舌后坠引起的呼吸道梗阻,避免呕吐物误吸,导致患者窒息。

30.高强度聚焦超声消融治疗全麻术后什么时间可进食水?

待胃肠道功能恢复,肛门开始排气,医生听诊到肠鸣音后,如有留置胃肠减压者,医生确定无消化道出血后,护士方可告知患者从流食逐渐恢复至正常饮食。胰腺癌治疗后常规禁食、留置胃管48~72h后,待胃肠功能逐渐恢复,无腹痛症状,肛门开始排气、排便后,大便隐血试验阴性时,从流食逐渐恢复到正常饮食,这样即使是治疗中造成胃肠道黏膜的轻微损伤也可以自行恢复。

31.高强度聚焦超声消融治疗胃管什么时间可拔除?

术后待患者病情稳定,恢复较好,无明显腹胀,肠蠕动恢复和肛门排气,胃液潜血试验阴性后方可遵医嘱拔出胃管。

32.高强度聚焦超声消融治疗尿管什么时间可拔除?

一般待患者生命体征稳定,尿量及尿色正常,术后第二天即可遵医嘱拔出尿管。

33.高强度聚焦超声消融治疗后为什么会出现发热?

主要原因是由于肿瘤病灶坏死产生的一种吸收热。

34.高强度聚焦超声消融治疗后出现发热时如何处理?

(1)在患者能耐受的情况下,一般采取物理降温的方法,如温水、酒精擦浴,多饮水等。

(2)如体温持续不降而不能耐受者,可遵医嘱应用退热药物。

35.高强度聚焦超声消融治疗后怎样正确统计尿量?

一般手术回到病房后开始统计,患者每次排尿后告知护士测量本次尿量并进行记录,直至次日早晨 7:00 为止进行汇总。

36.高强度聚焦超声消融治疗后,家属或陪护需要观察什么?

(1)高强度聚焦超声消融治疗后,全麻的患者要去枕平卧6~8h,患者打呼时及时叫醒。

(2)治疗区皮肤要用冰袋间歇性冷敷数小时。

(3)患者治疗区疼痛时要及时告知医护人员。

(4)术后第一次排便后注意观察大便的颜色是否正常。

(5)术后第一次下床活动时动作一定要缓慢。

(6)术后禁食、水。

(7)患者出现躁动,给予约束带进行保护性约束,家属及陪护不能调整约束带。

37.海高强度聚焦超声消融治疗后下床活动和注意事项是什么?

一般术后第二天即可下床活动。活动时患者动作需缓慢,不能剧烈活动,以免产生心慌、头晕等不适。

38.高强度聚焦超声消融治疗后患者如何进行康复锻炼？

（1）康复锻炼由简到繁，循序渐进。

（2）对于体乏无力，卧床休息的患者可选择按摩；对于病情好转能下床的患者可选择散步、慢跑、打太极拳、习剑等活动项目。

（3）注意锻炼的时间和强度，单次锻炼时间不要过长，强度不能过大，运动量以不感觉到疲劳为宜。

39.哪些原发性肝癌患者适合高强度聚焦超声消融治疗？

（1）早期肝癌。对于早期肝癌，高强度聚焦超声消融治疗可以对肿瘤病灶进行超范围的热消融，从而达到根治性治疗，相当于外科手术的根治性切除，治疗效果也比较理想。

（2）中晚期肝癌。对于部分单发或孤立的中期肝癌，无血管侵犯，无远处转移，可进行超范围的高强度聚焦超声消融治疗，以期望达到根治性治疗效果；对于病灶较大或者病变较多的情况，可以进行姑息性治疗，减少肿瘤负荷，延长患者生存时间，改善生活质量。

40.哪些原发性肝癌患者不适合高强度聚焦超声消融治疗？

（1）肝功能严重失代偿期，已有恶液质、远处转移，合并其他严重疾病（严重心肺功能不全）以及病灶局部有感染者，估计生存期不超过3个月的患者。

（2）有比较严重的出血倾向的患者。

（3）肿瘤侵犯到下腔静脉，声通道上的下腔静脉内有癌栓。

（4）声通道中的腹主动脉内存在钙化灶，并且通过调整治疗头的角度无法避开。

（5）治疗区的皮肤有破溃、感染等皮肤条件不好的患者。

41.高强度聚焦超声消融治疗肝癌能否损伤周围正常组织？

高强度聚焦超声消融治疗是非常精确的,治疗区域的凝固性坏死组织与周围的正常组织之间的边界很清楚,病理切片在显微镜下观察发现,凝固性坏死细胞与正常细胞之间只有 8 个细胞的宽度,因此高强度聚焦超声消融治疗不会大范围地损伤病灶周围的正常肝组织。

42.高强度聚焦超声消融治疗原发性肝癌后近期评价的内容是什么?

(1)影像学评价。可选用肝脏动态增强 CT 或 MRI 检查,但是由于 CT 检查时病灶内的碘油会对评价造成一定的影响,因此最好选择 MRI 检查。

(2)肿瘤标志物水平。对于部分患者,定期检测血清甲胎蛋白(AFP)可以动态监测肿瘤情况。

43.高强度聚焦超声消融治疗原发性肝癌后远期影像学评价的内容是什么?

主要通过增强 MRI、CT 和超声检查,了解肿瘤的体积变化及活性情况。随着时间的延长,肿瘤病灶会逐渐缩小,直至消失,也可能会长时间体积无变化但无活性。肿瘤吸收、消失所需时间个体差异大,与肿瘤体积密切相关。彩色多普勒超声作为一种便捷、廉价的检查方法,可以作为增强 MRI 复查之间的补充检查,也可以观察肿瘤的大小、边界以及肿瘤内部的血供,从而对病灶情况进行初步评估。

44.胰腺癌患者高强度聚焦超声消融治疗术后饮食需要注意什么?

饮食宜清淡易消化,低脂肪饮食,少吃多餐,忌暴饮暴食、饮食过敏,蛋白质、糖也要适当控制。忌油腻性食物及高动物脂肪食物,戒烟、酒,避免辛辣刺激性、霉变、油煎炒炸、烟熏、腌制食物,忌坚硬和黏滞不易消化的食物。

45.胰腺癌患者的饮食原则有哪些?

胰腺癌患者更应注意膳食。就餐要有规律,每日 3~5 餐。膳食要合理搭配,注意糖类、脂肪和蛋白质的比例,要以糖类为主,脂肪和蛋白质的量要适宜,要食用易消化的蛋白质,如瘦肉、鸡蛋和鱼,要采用合理的烹调方法,以煮、炖、蒸、熬等方法,忌用油煎、炸、爆炒等方法,防止胰液过度分泌。

46.高强度聚焦超声消融治疗胰腺癌术后复查的时间及内容是什么?

一般于高强度聚焦超声消融治疗后 2~4 周,复查肿瘤标志物 CA19－9 水平,治疗后 1 个月进行 MRI 检查,或增强 CT 检查。

47.高强度聚焦超声消融治疗胰腺癌术后为什么要经常查 CA19－9?

对于相当一部分胰腺癌来说,CA19－9 具有很高的特异性,其高低能够在一定程度上反映患者体内的肿瘤负荷。高强度聚焦超声消融治疗手术后复查 CA19－9 与海扶治疗前对比,能够间接地对高强度聚焦超声消融治疗的治疗效果进行评价。此后还可以定期检测 CA19－9,动态监测肿瘤的变化情况。

48.高强度聚焦超声消融治疗胰腺癌后如何进行疗效评价?

(1)影像学检查,可选用增强 CT 或增强磁共振(MRI)检查。

(2)肿瘤标志物 CA19－9 水平。

(3)患者生存质量的评价。由于胰腺癌晚期容易侵犯腹腔神经丛,患者腰背部疼痛非常剧烈,而高强度聚焦超声消融治疗可以毁损受侵的神经丛,镇痛效果很好,能够提高患者的生存质量。因此可以对比高强度聚焦超声消融治疗前后患者腰背部疼痛及腹痛变化的情况来评价高强度聚焦超声消融治疗的效果。

49.高强度聚焦超声消融治疗胰腺癌后进行化疗有什么必要性?

肿瘤是一种全身性疾病,加之胰腺癌治疗时大都出现远处转移,高强度聚焦超声消融治疗作为一种局部的治疗手段,又由于各种原因的限制,不可能将所有的肿瘤组织杀灭。而化疗作为一种全身治疗手段,可以一定程度上对残留灶、转移灶进行杀灭,提高整体的治疗效果。

50.高强度聚焦超声消融治疗胰腺癌后可以进行免疫治疗和分子靶向治疗吗?

免疫治疗和分子靶向治疗是目前肿瘤治疗领域的热点,并且无明显毒副作用,与传统治疗手段结合能够提高治疗效果,延长患者寿命,提高生存质量。

51.高强度聚焦超声消融治疗胰腺癌术后留置胃管患者及陪护需要注意什么?

(1)每日用棉棒蘸水清洁鼻腔。

(2)固定胃管的胶带松动时,请及时告知护士进行更换。

(3)鼻胃管外露部位应当妥善放置,免得牵拉、滑脱。

(4)每日注意鼻胃管刻度,若有脱出,应通知医务人员处理。

(5)每日清洁口腔,以棉签清洁口腔;鼓励患者刷牙漱口,养成良好的卫生习惯,生活不能自理的患者或昏迷的患者给予口腔护理。

(6)注意观察胃液的颜色、性质、量。

52.胰腺癌患者高强度聚焦超声消融治疗术后有哪些注意事项？

(1)注意休息,避免剧烈活动。

(2)保证足够的营养需要,同时避免刺激性、油腻食物,少食多餐。

(4)平时注意血糖的变化。

(5)如果出现黄疸加剧、腹胀、腹痛加剧、发热、黑便、黏膜出血等现象时应及时就医。

53.胰腺癌患者高强度聚焦超声消融治疗术后要做哪些检查？

(1)影像学检查:一般于高强度聚焦超声消融治疗后 1 个月进行增强核磁共振检查,或增强 CT 检查。

(2)高强度聚焦超声消融治疗后 2～4 周,复查肿瘤标志物 CA19－9 水平。

54.高强度聚焦超声消融治疗子宫肌瘤的优点有哪些？

(1)不开刀、不穿刺、不流血、痛苦小。

(2)保留子宫,不影响内分泌功能,保留子宫原有的各种功能。

(3)对正常组织、脏器损伤小。

(4)术后恢复快。

(5)不需要麻醉。

(6)多发肌瘤及再发肌瘤可多次重复治疗。

55.高强度聚焦超声消融治疗子宫肌瘤的适应证有哪些？

(1)通过病史、症状、体征、超声、核磁共振等临床依据已经被确诊为子宫肌瘤的患者。

(2)机载超声能显示和有适合声通道的子宫肌瘤,包括肌壁间子宫肌瘤、浆膜下子宫肌瘤和黏膜下子宫肌瘤。

(3)浆膜下和黏膜下子宫肌瘤不带蒂者。

56.高强度聚焦超声消融治疗子宫肌瘤患者的禁忌证有哪些?

(1)下腹部曾予以大剂量放疗,皮肤条件差者。

(2)妇科检查及影像学检查怀疑有盆腔内组织、器官粘连者。

(3)宫颈子宫肌瘤。

(4)俯卧位时,子宫肌瘤或增大的子宫仍压迫直肠者。

(5)月经期、哺乳期、孕期。

(6)有未被控制的其他妇科疾病。

(7)治疗前3个月内,子宫肌瘤曾被接受其他局部治疗,如经皮穿刺射频、微波或冷冻等治疗以及经皮穿刺动脉插管栓塞治疗等。

(8)高强度聚焦超声消融治疗设备上的机载超声不能显示的子宫肌瘤。

(9)经过各种辅助方法处理仍没有足够声通道的子宫肌瘤。

(10)患有严重疾病(如心脏病、不能控制的糖尿病、脑血管疾病等)或一般状态较差,无法耐受治疗的。

57.高强度聚焦超声消融治疗子宫病灶术后常见的不适症状有哪些?

(1)腹壁不适。与治疗前肠道准备及药物导泻、术后长时间保持一定的体位有关,多在术后1～2天恢复。

(2)肌肉酸痛。由于治疗中长时间保持一定体位,可能会有不同程度的肌肉酸痛,休息后可好转。

(3)下腹部、臀部、腰部轻微胀痛。与治疗中体位关系有关,多在术后几天好转。

(4)阴道少量分泌物肌瘤靠近内膜时,由于肌瘤的刺激可能会发生,个别会有淡血性分泌物,保持外阴清洁,多在月经后好转。

(5)头晕、恶心、视物不清。多由治疗过程中应用镇静镇痛药物引起,多在术后休息后好转。

(6)排尿困难或疼痛。由于治疗中留置尿管,治疗当天会有尿道口刺痛的感觉。

(7)治疗后前一两次月经可能会有些变化。由于治疗的应激表现及靠近内膜的肌肉酸痛,休息后即会好转。

58.高强度聚焦超声消融治疗子宫病灶后会影响生育吗?

高强度聚焦超声消融治疗子宫肌瘤一般不会造成子宫内膜的严重损伤,也不会影响机体生殖功能,所以一般不影响受孕。

59.高强度聚焦超声消融治疗子宫病灶后会复发吗?

目前子宫肌瘤的治疗方法都只处理子宫肌瘤,子宫肌瘤的病因还在,因此任何保护子宫的治疗方法都存在子宫肌瘤复发的可能。

60.高强度聚焦超声消融治疗子宫病灶术后如何安排患者复查的时间?

术后1个月、3个月、6个月及1年。可通过超声及MRI检查进一步评估疗效及明确肌瘤缩小程度。

61.子宫肌瘤患者高强度聚焦超声消融治疗术后需要复查哪些项目?

主要复查的项目是增强核磁共振、彩超及相关血液检查项目。

62.高强度聚焦超声消融治疗子宫病灶术后什么时候可以怀孕？

建议术后1年再怀孕，且分娩时建议剖宫产。

63.高强度聚焦超声消融治疗子宫病灶术后可以进行正常性生活吗？

为避免治疗后肌瘤感染等并发症的出现，一般情况下术后经过1个月经周期后可以进行正常的性生活。

64.子宫肌瘤患者高强度聚焦超声消融治疗术后的饮食应注意什么？

(1)饮食宜清淡，不宜食羊肉、虾、蟹、鳗鱼、咸鱼、黑鱼等发物。

(2)忌食辛辣、生冷等刺激性食物及饮料。

(3)宜食高蛋白、高纤维素、高铁食物，如蔬菜、瓜果、鱼汤等。

(4)多食瘦肉、鸡肉、鸡蛋、白菜、芦笋、芹菜、菠菜、香菇、豆腐、海带、紫菜等。

65.高强度聚焦超声消融治疗子宫肌瘤患者出院后的注意事项有哪些？

(1)按医生要求定时复查。

(2)注意休息，适当运动，但不要过度劳累。

(3)注意观察术后第一次月经有何异常。

(4)注意观察临床症状有无改善。

(5)注意局部清洁。

(6)高强度聚焦超声消融治疗后第一次月经前禁止性生活。

(7)身体有任何不适一定要及时到医院就诊。

66.高强度聚焦超声消融治疗骨肿瘤的优点有哪些？

(1)非侵入性"切除"肿瘤,减少肿瘤医源性播散和种植的机会。

(2)保持骨原有的形态和连续性,充分利用灭火肿瘤骨段进行重建。

(3)对残留病灶或局部复发者容易进行重复治疗。

(4)痛苦轻,易被患者接受。

(5)由于高强度聚焦超声消融治疗是非侵入性治疗,不必推迟化疗,保证化疗的剂量强度。

(6)可同时对原发病灶、跳跃病灶和(或)其他部位的病灶进行治疗。

67.高强度聚焦超声消融治疗骨肿瘤的适应证有哪些?

(1)需保肢者要同时考虑:年龄 15 岁以上,骨的生长发育已趋成熟。

(2)肿瘤为 IIA 期以下,IIb 期如对此化疗敏感亦可考虑。

(3)相邻重要神经、血管未被侵犯或推挤移位。

(4)病灶所及范围可被 HIFU 完全破坏。

(5)患者有强烈愿望的。

68.高强度聚焦超声消融治疗骨肿瘤的禁忌证有哪些?

(1)严重溶骨性破坏的骨肿瘤。

(2)颅骨、髋关节、脊柱和手骨部位的骨肿瘤。

(3)广泛累及皮下组织、皮肤破溃者。

(4)皮肤有大量瘢痕和有严重放射性损伤者。

(5)病理性骨折未愈合着。

(6)邻近关节被动活动严重受限伴畸形。

69.高强度聚焦超声消融治疗恶性骨肿瘤在什么时间最佳?

（1）化疗后,肿瘤体积缩小、肿瘤周围水肿消退、肿瘤内血流明显减少、肿瘤组织钙化、边界清楚和碱性磷酸酶下降到正常或明显下降后。

（2）化疗后白细胞下降以前或白细胞恢复正常后。

（3）手术和放疗后的患者,要求伤口愈合、瘢痕和（或）皮肤皮下软组织软化后才能进行高强度聚焦超声消融治疗。

70.为什么高强度聚焦超声消融治疗恶性骨肿瘤前需要进行化疗？

（1）有利于杀灭微小转移灶,因其对化疗的敏感性高于相对较大的病灶。

（2）最大限度地杀灭肿瘤原发灶,缩小后有利于保肢手术。

（3）根据原发灶的缓解情况及时选择后续化疗方案。即可以选择术后有效的治疗方案,在高强度聚焦超声消融治疗手术后进行辅助治疗。

（4）防止耐药细胞产生。

（5）降低肿瘤细胞活性,减少远处播散。

71.高强度聚焦超声消融治疗恶性骨肿瘤及化疗时间如何安排？

主要共分 3 个阶段：

第一阶段：术前化疗（新辅助化疗）

第二阶段：高强度聚焦超声消融治疗

第三阶段：术后化疗（辅助化疗）

72.高强度聚焦超声消融治疗骨肿瘤后为什么还需进行化疗？

恶性骨肿瘤是一种全身性疾病,极易发生远处转移,往往一些微小的转移病灶影像学检查并不能及时发现。因此,高强度聚焦超声消融治疗后通常继续化疗 6 个周期,才有可能完全杀灭这些微小转移灶。大量临床研究证明,术后化疗能够显著降低恶性骨肿瘤的转移发生率,提高整体治疗效果。

73.高强度聚焦超声消融治疗骨肿瘤后如何评价其效果?

近期疗效评价方法:一般在高强度聚焦超声消融治疗术后 4 周内进行,包括影像学检查评价和实验室检查(血清碱性磷酸酶水平)评价。

远期疗效评价方法:包括影像学检查(胸部 CT、B 超、骨扫描、增强 MRI 等)和实验室检查(血清碱性磷酸酶水平)评价。

74.恶性骨肿瘤患者高强度聚焦超声消融治疗术后复查时间如何安排?

一般来说,高强度聚焦超声消融治疗后 2 年内,是肿瘤复发和转移的高危阶段,故每 1~3 个月进行一次全面检查。在高强度聚焦超声消融治疗 2 年后,间隔时间可适当延长,每 3~6 个月进行一次全面检查,具体情况要根据肿瘤及治疗情况,遵照医嘱进行安排。

75.恶性骨肿瘤患者高强度聚焦超声消融治疗术后需要复查哪些内容?

(1)高强度聚焦超声消融治疗后 4 周需要进行近期疗效评价,需要做骨扫描、增强核磁共振、碱性磷酸酶检测等检查;高强度聚焦超声消融治疗后远期疗效评价的重点是有无转移和局部复发。

(2)主要复查内容:胸部平片、B 超、CT 和骨扫描、增强核磁共振,查血清碱性磷酸酶等。

76.恶性骨肿瘤患者高强度聚焦超声消融治疗术后有哪些注

意事项？

(1)按医生要求定时到医院复查。

(2)一定要按时、足量用药。

(3)患肢要制动。

(4)注意保护患肢,不要到人多的场所,避免磕碰;睡觉时最好用肢具固定患肢,以免发生骨折。

(5)注意观察肢体感觉和运动情况有何改变。

(6)按医生指导来进行功能锻炼。

(7)注意休息,适当补充营养。

77.高强度聚焦超声消融治疗乳腺癌的优势是什么？

高强度聚焦超声消融治疗作为局部治疗方法,可以根据肿瘤外科原则,从体外完整地杀灭肿瘤细胞,其治疗靶区包括癌块和癌块周围1~2cm乳腺组织。治疗后乳房肿块逐渐缩小,最后完全消失。此时乳房的外观、弹性等各项指标都不受影响。近期的临床研究表明,高强度聚焦超声消融治疗保乳手术有可能成为今后乳腺癌保乳治疗的主要方法之一。

78.高强度聚焦超声消融治疗乳腺癌有哪些适应证？

(1)有强烈保乳愿望的早期乳腺癌,肿瘤最大直径≤4cm。

(2)周围型乳腺癌。

(3)单发性病灶。

(4)彩超检查提示肿瘤边界清楚。

(5)皮肤无侵犯。

79.哪些乳腺癌患者可以做姑息性高强度聚焦超声消融治疗？

(1)乳腺癌手术后胸壁上的局部复发,可以行高强度聚焦超声消融治疗。

(2)不能手术切除的晚期乳腺癌患者可以进行姑息性高强度聚焦超声消融治疗。乳腺癌中的原发病灶,实质器官的转移灶以及除脊椎骨、颅骨和髋骨以外的扁平的转移灶。

80.高强度聚焦超声消融治疗乳腺癌的禁忌证?

(1)妊娠期妇女。

(2)不同象限的2个或2个以上的病灶。

(3)不能确定原因的弥漫性的或有恶性表现的微钙化病灶。

(4)乳房区有治疗性放射病史。

(5)皮肤已破溃或皮肤已被肿瘤侵犯。

(6)肿瘤/乳房比率大。

(7)结缔组织疾病(胶原血管疾病)病史。

(8)乳晕区深面的肿瘤。

(9)乳头溢液、溢血。

(10)超声检查显示肿瘤边界不清楚。

81.高强度聚焦超声消融治疗乳腺纤维瘤有什么优势?

(1)高强度聚焦超声消融治疗是一种无创、适形消融体内实体肿瘤的新方法。

(2)高强度聚焦超声消融治疗对肿瘤周围组织创伤小,故从理论上来讲高强度聚焦超声消融治疗对肿瘤周围乳腺组织、乳腺导管的损伤应小于手术切除肿瘤。

(3)高强度聚焦超声消融治疗使乳房纤维腺瘤患者既能保持乳房原有形态,又能维护乳房正常功能,对哺乳的影响较小,具有良好的临床应用价值,对青年女性来讲具有更大的优越性。

(4)治疗时间短,术后恢复快,不留瘢痕。

82.高强度聚焦超声消融治疗乳腺纤维瘤的适应证有哪些?

（1）年龄 35 岁以下女性。

（2）乳腺纤维瘤至少≥1cm，≤5cm，数目不限制。

（3）乳腺纤维腺瘤深面距皮肤距离≥1.5cm。

（4）中央区以外的乳腺纤维瘤。

83.高强度聚焦超声消融治疗乳腺纤维瘤的禁忌证有哪些？

（1）放疗后。

（2）结缔组织疾病。

（3）治疗区皮肤有严重瘢痕或破溃。

（4）乳晕区的纤维瘤。

（5）患者不能耐受镇静、镇痛药物。

84.高强度聚焦超声消融治疗软组织肿瘤有哪些优势？

（1）保留患者肢体，对神经、运动功能影响较小，提高患者生存质量。

（2）高强度聚焦超声消融治疗具有外科手术优点，同时可实时监控，根据治疗后声像图的变化立即判断治疗效果。

（3）可以反复多次治疗。

85.高强度聚焦超声消融治疗软组织肿瘤的适应证有哪些？

（1）B 超能显示的病灶。

（2）有足够安全的高强度聚焦超声消融治疗声通道。

（3）能耐受麻醉。

（4）皮肤条件尚好的各种恶性软组织肿瘤。

86.高强度聚焦超声消融治疗软组织肿瘤的禁忌证有哪些？

（1）高强度聚焦超声消融治疗的声通道上皮肤有大量瘢痕者。

（2）肿瘤已广泛侵犯皮下组织。

（3）以水、浆液或黏液成分为主的肿瘤。

（4）已侵犯胃肠壁和输尿管的腹膜后和腹腔内软组织肿瘤。

（5）血管已明显受压，又没有足够的侧支循环代偿者。

87.什么是高强度聚焦超声消融治疗软组织肿瘤的最佳时机？

（1）化疗后的患者：化疗后肿瘤体积缩小、肿瘤周围水肿消退、肿瘤内血流明显减少、坏死液化吸收、边界清楚，白细胞恢复正常后，肝肾功能无明显异常和凝血功能基本正常。

（2）介入治疗的患者：肿瘤血供明显减少，肿瘤内有明显凝固性坏死区，肿瘤有明显的缩小。

（3）未进行放化疗及介入治疗患者，择机行高强度聚焦超声消融治疗。

88.高强度聚焦超声消融治疗软组织肿瘤是否需要麻醉？

目前大部分患者不需麻醉，只需在静脉镇静止痛条件下即可完成治疗。

二、氩氦刀冷冻消融技术治疗的基础知识

1.氩氦刀冷冻消融技术的概念

氩氦刀是世界上唯一同时兼具零下150℃超低温冷冻、介入热疗、200℃大温差逆转和免疫增强等多重效能的高新科技医疗系统，杀灭癌细胞更彻底有效。该技术属纯物理治疗，具有彻底摧毁肿瘤、治疗效果确切、治疗不导致癌细胞扩散、治疗过程微创无痛苦、恢复快、不损伤正常组织等优势。

2.氩氦刀冷冻消融治疗技术的原理

原理是细胞间质内冰晶形成。细胞内外电解质和渗透压的改变导致细胞脱水、细胞膜的损伤，进而导致细胞内冰晶形成，细

胞变性坏死。冷冻期间微动脉和微静脉内膜及基底膜肿胀断裂，复温后导致微循环内广泛血栓形成，进一步加重组织缺氧，促进组织坏死。

3.氩氦刀冷冻消融治疗的适应证有哪些？

氩氦刀适用于全身各个系统和器官的大多数实体肿瘤：

（1）呼吸系统。鼻息肉，鼻旁窦肿瘤，咽喉部肿瘤，肺部良、恶性肿瘤。

（2）泌尿体统。前列腺增生肥大、肿瘤，肾脏肿瘤，肾上腺肿瘤。

（3）消化系统。肝血管瘤，肝囊肿，肝脏恶性肿瘤，胰腺癌，直肠癌。

（4）皮肤。皮肤肿瘤，血管瘤。

（5）骨骼系统。原发或转移的骨肿瘤。

（6）神经系统。颅内肿瘤，脊髓膜瘤，神经纤维瘤。

（7）肌肉系统。肌纤维瘤，横纹肌肉瘤。

（8）生殖系统。会阴部肿瘤，子宫颈癌，卵巢癌，阴茎癌。

（9）其他。腹膜后肿瘤，脂肪（肉）瘤，口腔癌，眼部肿瘤，头颈部肿瘤，乳腺癌。

4.氩氦刀冷冻消融治疗的禁忌证有哪些？

如果是手术条件下施行氩氦刀治疗，其禁忌证与常规手术大致相同，但范围可适当放宽，对手术难以切除的肿瘤，配合氩氦刀治疗仍有切除的可能。经皮穿刺氩氦刀治疗的一般禁忌证应包括如下情况：

（1）全身状况差，明显恶病质。

（2）出凝血障碍及严重心肺等脏器衰竭。

(3)肿瘤全身广泛转移伴大量胸腹腔积液者。

(4)中晚期广泛浸润生长的空腔脏器肿瘤,如胃癌、肠癌、食道癌。

(5)对于腹腔内和盆腔内转移或复发的肿瘤,当肿瘤侵犯消化道管壁时,姑息性冷冻治疗前,应严格设定测温探针的位置,需要精确的影像学引导,以防造成肠穿孔或肠瘘。

(6)靠近胆管、神经或重要器官实施根治性冷冻时,需要进行严格的术中监测,预防术中和术后并发症的出现。

5.氩氦刀冷冻消融治疗近期疗效如何判断?

目前对冷冻治疗效果尚缺乏统一的标准。根据中国氩氦刀靶向治疗委员会的建议,近期冷冻效果可分为根治性冷冻和姑息性冷冻两种。

(1)根治性冷冻。有效冷冻治疗范围应包绕全部肿瘤组织,且大于肿瘤边缘 1cm 以上,可达临床治愈,其疗效接近手术切除,如无局部复发,无淋巴结转移,有望痊愈。某些早起周围型肺癌患者,可以达到根治的目的。

(2)姑息性冷冻。冷冻范围占肿瘤面积的 80% 以下,又称为减负冷冻术。术后临床症状明显改善,体重增加,食欲改善,生存期延长,具有显著临床疗效。当冷冻范围占肿瘤体积 50%～70% 时,术后近期临床症状、精神、饮食均有不同程度的改善。但随时间的延长,残留肿瘤细胞不断增生,2～3月后复查 CT,原术中冷冻坏死区周围可出现新生瘤组织,再次冷冻仍然有效。冷冻范围小于瘤体 50% 以下时,术后临床症状、精神、饮食、体重等指标改善多不明显,术后应加强综合治疗。

6.氩氦刀冷冻消融治疗远期疗效如何判断?

远期疗效依赖于临床评价、影像学评价及实验室评价。临床评价主要根据 KPS 评分判断病人临床症状的改善程度和生活自理能力的改善情况。远期疗效的指标主要参照 WHO 标准如生存期、局部复发率、远处转移率等进行评价。

病理检查：可通过肿瘤冷冻前后组织病理学变化，观察冷冻效果。冷冻后肿瘤细胞呈凝固性坏死，3 个月后可被纤维组织取代。

实验室检查：小细胞肺癌冷冻后神经元烯醇化酶（NSE）较冷冻前下降，而非小细胞肺癌冷冻后主要是 CEA、铁蛋白、CA199 等较冷冻前下降。一些免疫指标冷冻后也有一定程度的改善。肝癌患者冷冻后 AFP、CEA 等显著下降，前列腺癌患者冷冻后 PSA 明显下降，动态观察肿瘤标志物的变化有助于判断疗效。

7.氩氦刀冷冻消融治疗前需要患者准备哪些用物？

需要患者准备一次性治疗床罩、专用手术中单 1 个、热水袋 1 个（备用）、包裹热水袋用的毛巾等、尿壶 1 个、550ml 矿泉水 4 瓶（如需导泻使用）。

8.氩氦刀冷冻消融治疗一般冻融几个循环？

冷冻消融参数根据所用冷冻消融治疗仪而相对固定，一般均冻融 2 个循环，每一个循环均冷冻 10～15min，复温 2～5min。如冰球未完全覆盖病灶可调整或增加冷冻探针再行冻融治疗，不建议增加冷冻循环次数。

9.氩氦刀冷冻消融治疗皮肤冻伤的临床表现和处理有哪些？

当肿瘤位置较表浅时，如果局部皮肤保护不充分，可发生皮肤冻伤，一般表现为局部皮肤水泡、暗红水肿，渗出较多。一旦发生，应注意保持创面干燥，及时给予换药，必要时适当使用抗生素治疗。

10.氩氦刀冷冻消融治疗后为什么要热敷治疗区?

热敷的目的主要是使治疗部位快速复温,防止治疗区皮肤冻伤。

11.氩氦刀冷冻消融治疗后如何进行治疗区皮肤的热敷?

(1)氩氦刀冷冻消融治疗后热敷温度要适宜,一般为40～45℃。

(2)热水袋温度适宜,用干毛巾包裹,防止烫伤。

(3)间歇性热敷,热敷15～20min,间歇20min,以此类推,一般热敷1～2h,不超过4h。随时观察术区皮肤情况。

12.氩氦刀冷冻消融治疗后多久复查?

一般医生会根据患者的肿瘤部位、大小、病情,按患者个人情况告知复查时间,至少1～3个月复查一次,若有不适症状要随时就医。

13.氩氦刀冷冻消融治疗后复查内容?

主要复查内容有:核磁或CT、血常规、肝肾功能、肿瘤标志物等。

14.氩氦刀冷冻消融治疗后患者的饮食要求是什么?

(1)治疗6小时后可进食清淡、易消化的半流质饮食,避免油腻、辛辣等刺激性食物,次日给予正常饮食,同时可下床适当活动。

(2)严格戒烟、戒酒,不吃或少吃刺激性食物。

(3)给予含丰富蛋白质和维生素的饮食。

(4)患者吞咽困难时应给予牛奶、肉汁,进食要慢,取半坐卧位,必要时给予鼻饲。

15.氩氦刀冷冻消融治疗肺癌优势有哪些?

(1)创伤小,只要在体表行小切口或不需切口,患者恢复快。

(2)局部疗效确切,很快达到消融效果。

(3)对早期肺癌可起到根治效果,晚期则可减瘤负荷,提高患者的生存质量。

(4)定位准确,选择性好,靶向治疗,能最大限度地保护正常组织器官功能。

16.氩氦刀冷冻消融治疗肺癌的适应证有哪些?

(1)早、晚期原发性肺癌。

(2)单侧肺内病灶≤5 个,单灶直径≥0.5cm。

(3)原发癌已较好地控制或较为局限地转移性肺癌。

17.氩氦刀冷冻消融治疗肺癌的禁忌证有哪些?

(1)两肺弥漫型肿块(单肺内有 6 个以上肿块)。

(2)胸膜广泛转移伴大量胸腔积液者。

(3)肺门肿块包绕血管、穿刺治疗有困难者。

(4)术后易合并呼吸衰竭或大出血者。

(5)心肺功能较差,不能平卧,术中不能配合者。

18.氩氦刀冷冻消融治疗肺癌的优点有哪些?

(1)不开刀、创伤小,无明显痛苦,术后恢复快。

(2)瘤细胞死亡,压迫减轻,1～3 月后瘤体缩小,临床症状改善。

(3)机体免疫系统的重新激活,有利于生存质量的提高。

(4)疗效类似外科手术切除:早期肺癌可达根治效果,晚期肺癌则属姑息性手术,减瘤负荷,对年老体弱、其他治疗失败的患者仍适合。

(5)可与手术、放疗、化疗等结合应用。

19.氩氦刀冷冻消融治疗肺癌过程中患者需要注意什么？

患者在进行氩氦刀冷冻消融治疗过程中如有不适感觉(如治疗区疼痛、胸闷、咳嗽等)应及时告知医护人员,医护人员会给予对症处理的,患者不能随意更改体位、活动肢体、咳嗽等,以避免引起不良反应。

20.氩氦刀冷冻消融治疗肺癌后并发症有哪些？

(1)咳嗽。发生率60.0%。

(2)咯血。原因可能与多次穿刺及冷冻损伤肺组织有关。

(3)发热。多于手术当日或次日发生,体温在 $37\sim38℃$ 之间,持续 $3\sim5$ 天。

(4)胸闷、胸痛。多于术后 $1\sim3$ 天发生,多为刀口痛,刀口愈合后可自然缓解。

(5)气胸。发生率为 26.4% ,一般行闭式引流 $5\sim7$ 天可好转。

(6)皮下气肿。多与气胸并存,老年人皮下组织疏松,胸壁较薄,术中或术后咳嗽较剧烈时,可发生皮下气肿。

(7)胸腔积液。肺肿瘤较大且靠近肺表面者,冷冻后可出现不同程度的胸腔积液,积液少者无明显不适,仅在复查胸片或胸部 CT 时被发现。可自行吸收,无须处理。当大量积液出现胸闷气急时,经 B 超、X 线、胸片定位后,可行胸腔穿刺引流胸腔积液。

(8)皮肤冻伤。如果皮肤保护好,可不发生。

(9)死亡。如果术前严格掌握手术指征,术中严密监测和仔细操作,一般不会引起患者死亡。

21.氩氦刀冷冻消融治疗肺癌后出现气胸有哪些表现？

气胸典型症状为突发性胸痛、刺激性咳嗽、胸闷、呼吸急促、呼吸困难等。

22.氩氦刀冷冻消融治疗肺癌后出现气胸怎么办？

氩氦刀治疗后患者出现胸闷、气急等症状时请立即告知医护人员。

（1）嘱患者卧床休息，给予吸氧。

（2）若患者无明显胸闷、气急、可不予引流而自行吸收，无需处理。

（3）若患者出现明显胸闷、气急、胸部明显压迫感时，需立即行胸腔抽气或胸腔闭式引流。

23.氩氦刀冷冻消融治疗肺癌后咯血量增加怎么办？

（1）观察咯血的颜色，如是新鲜血要立即告知医护人员。

（2）家属不要紧张，安慰患者，缓解患者紧张情绪。

（3）给予舒适体位，立即取半卧位或仰卧头偏向一侧。

（4）清除口鼻腔血性分泌物，保持呼吸道通畅。

24.氩氦刀治疗肺癌术后出现气胸有哪些表现？

气胸典型症状为突发性胸痛、刺激性咳嗽、胸闷、呼吸急促、呼吸困难等。

25.氩氦刀冷冻消融治疗肺癌后出现哪些症状应及时就医？

氩氦刀治疗肺癌术后患者出院后出现下列症状时应及时就医：咳嗽加重、痰中带血或咯血、胸痛、憋气。

26.氩氦刀冷冻消融治疗肝癌的优点是什么？

（1）疗效肯定、创伤小、操作简单，便于临床推广应用，特别适宜那些无法常规手术切除的肝癌患者。

（2）对患者损伤小、不开刀、不出血或出血少；

（3）良好的成功率和较低的并发症发生率；

（4）对正常器官组织细胞无毒性，患者恢复快；

（5）手术损伤轻微，可重复及反复做；

（6）可单独施行，也可与放化疗或手术相结合；

（7）效果显著，操作容易，费用低，易为患者接受。

27.氩氦刀冷冻消融治疗肝癌的适应证有哪些？

原发性或转移性肝癌，肿瘤无法行常规外科手术切除或患者不能耐受或不愿接受常规外科手术，肝功能评价为 ChildA 或 B 级。

28.氩氦刀冷冻消融治疗肝癌的禁忌证有哪些？

（1）肝门区癌肿冷冻时无法避免损伤主要胆管、血管。

（2）肝内外广泛转移或弥漫型肝癌。

（3）大量腹水，中度黄疸，肝功能评价 ChildC 级或全身衰竭。

（4）心肺肾功能不全或凝血功能异常，在冷冻治疗中或治疗后有可能出现严重并发症且无法纠正。

（5）巨大肿瘤伴有严重肝硬化、肝功能不良、脾功能亢进、食道静脉曲张明显者。

29.氩氦刀冷冻消融治疗肝癌后为什么不宜过早下床活动？

因患者肿瘤较大，肿瘤位置特殊，患者体质不同等原因，术后活动可能引起肝破裂出血，故不建议患者过早下床活动。

30.氩氦刀冷冻消融治疗肝癌后出现哪些症状应及时就诊？

肝癌氩氦刀术后出现发热、腹痛加重、腹胀、皮肤、巩膜黄疸、呕血、便血、意识障碍、性格改变、行为异常等症状时要及时就医诊治。

三、射频消融治疗技术的基础知识

1.射频消融治疗技术的概念

射频消融术是指利用物理疗法,使组织加热,达到杀灭癌细胞的温度,杀死预计范围内的所有活性恶性肿瘤细胞,尽可能减少对周围正常组织的损伤,以达到治疗恶性肿瘤的目的。

2.射频消融治疗技术的基本原理是什么?

其基本原理是肿瘤细胞对热的耐受能力比正常细胞差,射频发生器产生的高频射频波通过插入肿瘤组织中的电极发出射频电流,再经辅助电极形成回路,通过周围组织中的分子摩擦和离子逸散而产热,局部温度可达 90～100℃而导致肿瘤组织发生凝固性坏死。

3.射频消融术后出院有哪些注意事项?

(1)大部分患者在治疗后 3～5 天即可出院。

(2)出院后饮食应进食高蛋白、高维生素、高碳水化合物,低脂肪饮食。避免辛辣刺激食物,禁食坚硬、过冷、过热的食物。

(3)应禁烟、戒酒。

(4)遵医嘱按时按量口服药物。

(5)患者出院后如出现以下症状应及时到医院就诊:疼痛加重或疼痛不缓解;大便呈黑色或便血、呕血、发热、性格改变、行为异常等。

4.射频消融治疗后复查哪些项目?

定期随访,术后 1～3 个月做一次增强 CT 检查,如果发现肿瘤复发可再次治疗。同时抽血查血常规和肝、肾功能,动态观察相关指标有无升高的情况,指标升高也显示有肿瘤复发。

5.射频消融治疗的适应证有哪些?

(1)呼吸系统。鼻息肉,扁桃体肥大,气管支气管内肿瘤,肺内良、恶性肿瘤。

(2)泌尿系统。前列腺增生、前列腺肿瘤,肾脏肿瘤,肾上腺肿瘤。

(3)消化系统。肝脏良、恶性肿瘤,胰腺癌,直肠癌。

(4)骨骼系统。原发或转移的骨肿瘤。

(5)神经系统。颅内肿瘤,脊髓膜瘤,神经纤维瘤。

(6)肌肉系统。肌纤维瘤,横纹肌肉瘤。

(7)生殖系统。会阴部肿瘤,子宫颈癌,卵巢癌,阴茎癌。

(8)其他。皮肤肿瘤,乳腺癌实体瘤。

6.射频消融治疗肝癌的适应证有哪些?

(1)不能手术切除的小肝癌,如肝脏内病灶不超过 3 个、年龄太大、全身情况差、肝硬化严重等。

(2)位置不佳,手术难度大,但在 B 超或 CT 引导下行体外穿刺者。

(3)患者不愿手术的肝癌。

(4)手术切除后早起复发性肝癌。

(5)条件适合的转移性肝癌。

(6)手术无法切除的大肝癌,行姑息性治疗。

(7)无门静脉癌栓。

(8)肝功能 ChildA 级或 B 级。

7.射频消融治疗肝癌的禁忌证有哪些?

(1)总胆红素>100umol/L,伴有明显黄疸者。

（2）凝血功能障碍。

（3）重度肝肾功能不全。

（4）合并门脉癌栓或合并大量腹水、腹膜感染。

（5）有心脏起搏器。

8.射频消融治疗肝癌的优点有哪些？

（1）微创。经皮穿刺治疗可在局麻下完成,患者反应轻微,大多数患者在治疗当天可下床活动进食。

（2）对于直径＜5cm 的肿瘤,治疗效果与手术切除相仿,可达到局部根治的标准。

（3）适用于反复多次治疗,对于多发和复发性肿瘤更能显示出射频治疗的优越性。

（4）避免了切除治疗过程中挤压和触摸肿瘤可能会引起的医源性转移。

9.射频消融治疗肺癌的适应证有哪些？

（1）因心肺功能等原因不能手术的原发性肺癌。

（2）估计手术不能切除的原发性肺癌。

（3）患者拒绝手术。

（4）转移性肺癌,单侧肺内病灶少于 5 个。

（5）术后探查不能手术切除的肺癌。

（6）化疗、放疗或其他治疗效果不明显者。

10.射频消融治疗肺癌的禁忌证有哪些？

（1）严重心肺功能障碍。

（2）肺部感染。

（3）凝血功能障碍。

（4）肺功能较差,不能平卧,或全身状况较差,难以承受手术者。

(5)肿瘤体积较大或弥漫性病变。

(6)靠近肠管或胆囊、胆管、血管的病灶。

11.射频消融肺癌患者术后出现气胸时如何处理？

(1)嘱患者卧床休息,取半卧位。

(2)保持呼吸道通畅,给予吸氧。

(3)少量气胸时可自行吸收,大量气胸时须行胸腔闭式引流术。

四、微波消融治疗技术的基础知识

1.微波消融治疗的概念

微波消融治疗恶性肿瘤即通过微波辐射器将高频电磁波的能量转换成热能,作用于肿瘤组织,通过内源性加热使肿瘤组织凝固性坏死,达到治疗肿瘤的目的。

2.微波消融治疗肿瘤有哪些优点？

(1)操作简单、创伤小、疗效确切、恢复快。

(2)对直径≤5cm病灶可达到局部根治。

(3)可反复多次,对复发及多发病灶适用。

(4)肿瘤坏死清除过程中刺激机体抗肿瘤免疫抑制肿瘤生长。

3.哪些肿瘤适合做微波消融治疗？

肝癌、肺癌、乳腺癌等,目前主要开展肝癌微波消融术。

4.微波消融术后患者出院后有哪些注意事项？

(1)注意休息,避免劳累,不能做剧烈运动。

(2)保持心情舒畅,多与朋友、家人沟通,听轻松音乐,看励志、轻松的影视和书籍。

（3）禁烟、禁酒，饮食宜清淡、优质蛋白的易消化饮食为主。不食辛辣、刺激、坚硬的食物。

（4）保持大便通畅，注意大便颜色变化，如有黑便、血便应及时就诊。

5.哪些肝癌患者可以做微波消融治疗？

（1）单发肿瘤，每个肿瘤最大径≤5cm。

（2）多发肿瘤，数目≤3个，每个肿瘤最大径≤4cm。

（3）肿瘤距离周边重要结构≥0.5cm（如左右肝管等≥0.5cm）。

（4）无门静脉癌栓或肝外转移。

（5）肝功能为ChildA级或B级，无顽固性腹水。

（6）凝血酶原活性＞50％，血小板计数＞$70×10^8$/L。

6.哪些肝癌患者不适合做微波消融治疗？

（1）肝功能分级Child－PughC级，经治疗未改善者。

（2）患者意识障碍。

（3）弥漫性肝癌。

（4）心、肺、肾、肝等重要脏器功能衰竭者。

（5）顽固性大量腹水者。

（6）不可纠正的凝血功能障碍者。

（7）肝外门静脉癌栓、肝外胆管癌栓、非肝段下腔静脉癌栓者。

7.哪些肺癌患者可以做微波消融治疗？

（1）不能手术切除的原发性或转移性病灶，病灶数目＜3个，最大径＜3cm。

（2）手术切除后的复发病灶。

（3）肿瘤边缘距离肺门等重要位置≥0.5cm。

（4）对放疗和化疗有严重反应的患者。

（5）要求消融而无禁忌的患者。

8.哪些肺癌患者不适合做微波消融治疗？

（1）严重心肺功能障碍。

（2）肺部感染。

（3）凝血功能障碍。

（4）肺功能较差、不能平卧，或全身状况差，难以承受手术者。

（5）肿瘤体积较大或弥漫性病变。

（6）靠近肠管或胆囊、胆管、血管的病灶。

9.哪些乳腺癌患者可以做微波消融治疗？

（1）单发肿瘤且癌灶内无广泛管内癌成分。

（2）肿瘤直径＜3cm,距皮肤＞1cm。

（3）乳房大小及形状无异常,可耐受放疗。

（4）自愿要求消融治疗,无治疗禁忌证。

第六章　介入治疗

1.什么是经皮穿刺活检技术？

经皮穿刺活检技术是临床上对肿瘤或新生物经常使用的一种微创性诊断方法；其操作方法是在影像设备引导下（诸如超声、CT 等），用专用活检针或活检枪经皮穿刺病灶，取得病理标本后用以对疾病的定性诊断技术；对于治疗方案的选择、制定，以及治疗后的随访、预后判断等方面均具有重要作用。

2.经皮穿刺活检技术适应证？

（1）待证实的良恶性病变。

（2）实体脏器内结节、肿块、纵隔肿块、胸壁或胸膜的肿块。

（3）实体脏器局灶或多发实变，需取得局部感染细菌学诊断。

（4）腹部脏器肿物、腹腔及腹膜后肿物活检。

（5）颈部、盆腔病变的活检。

（6）放、化疗前取得细胞组织学诊断。

（7）靶向药物治疗前取得基因检测。

3.经皮穿刺活检技术禁忌证？

（1）有严重出血倾向的患者。

（2）一般状况极差，不能耐受本技术检查者。

（3）疑血管性病变，如动脉瘤、动静脉畸形者。

（4）严重肺气肿、肺大疱、弥漫性肺纤维化者。

(5)肺循环高压、肺淤血、严重心功能不全者。

(6)患者敏感,呼吸、体位等无法配合者,剧烈咳嗽不能抑制者。

(7)病变与大血管关系密切,难以避开者。

4.超声引导经皮穿刺活检有哪些特点?

超声引导下的穿刺活检可对肿瘤及淋巴结的大小、形态、内部回声及其血供特点等进行多方面的分析,超声检查具备价格低廉、无创伤和实时性获得人体内组织图像等特点,有助于肿瘤的诊断,为临床治疗提供依据。

5.超声引导经皮穿刺活检的适用范围是什么?

经皮穿刺活检适用于病灶性质不明确,需活检定性者;或需要取活细胞做细胞培养、肿瘤免疫、药物实验等情况。

6.为何超声是经皮穿刺活检的首选导向方法?

超声对实质器官的囊性或实体性肿物可进行实时监视,定向准确,且可显示活检针的针迹、进针的方法、进针深度以及针尖的邻近结构。超声具有导向成功率高、简便灵活、不受体位限制、无辐射、价格便宜的优点,可迅速准确了解病灶的大小、深度和周围组织结构情况,是目前最常用的首选导向方法。

7.淋巴结穿刺活检的适应证有哪些?

(1)为明确浅表肿大淋巴结的性质。对淋巴结病变提供有力的诊断佐证,有助于淋巴结、包块病变良、恶性的鉴别。

(2)区分炎症性淋巴结肿大和肿瘤性淋巴结肿大。

(3)对于甲状腺、唾液腺以及颈部淋巴结病变的定性有诊断意义。

(4)患者一般状况好,KPS 评分≥70 分。

8.淋巴结穿刺活检的禁忌证有哪些？

（1）严重心、肺、肝、肾功能不全者。

（2）凝血机制障碍，经过内科治疗不能好转者。

（3）有室管膜下或脑膜转移，肿瘤累及机体神经节核团者，肿瘤紧靠矢状窦者。

（4）眼球内有异物者。

（5）动脉瘤术后存留金属夹者。

9.在颈部淋巴结穿刺活检时为何最为重要的是做好患者的心理护理？

因颈部结构较复杂，多数肿大的淋巴结位置较深，紧邻大血管或重要器官，这就要求患者在穿刺术中要与医生进行很好的配合，保持安静，不要紧张，避免做吞咽动作、发声及咳嗽，对不同年龄段的患者，给予相应的心理护理和人文关怀，消除患者的紧张、恐惧心理。

10.行穿刺活检术前需要患者做哪些准备？

患者穿刺前需要向护士提交超声穿刺活检预约单、病理申请单、近期相关超声检查报告单、血常规及凝血功能检查报告单，腹部穿刺需禁食 6 小时，女性要避开月经期。为便于患者准备资料，将上述所需资料和注意事项列成清单，在预约时与超声穿刺预约单一并交给患者，以便患者和家属逐一核对。穿刺前医生与患者进行交流沟通，患者签署"侵入性检查/治疗同意书"存档。

11.行颈部穿刺活检术时的体位准备有哪些？

安置体位的原则是充分暴露穿刺部位，肩部垫枕头使颈部过伸位。

12.行穿刺活检术时体位有何要求？

穿刺时的体位根据肿瘤的具体生长部位选择，一般协助患者采取侧卧位、仰卧位，既方便穿刺，又能使患者感到安全舒适，能耐受较长时间的穿刺，同时嘱患者全身放松，但不要自行改变体位。

13.穿刺活检术中的观察要点有哪些？

穿刺过程中密切观察患者的呼吸、心率、神志的变化，发现异常立即报告医生并配合医生做好抢救工作。嘱患者全身放松、不必紧张，如患者仍然紧张，可适当与患者交流，鼓励其表达自己的不适情绪转移注意力，以减轻不适感。患者主诉疼痛剧烈时，应嘱其做缓慢深呼吸，必要时根据医嘱增加麻醉药的剂量。

14.穿刺活检术后标本应如何处理？

穿刺结束，将穿刺物推至标本瓶中，用 95％乙醇或 1％甲醛固定，护士与操作者查对、确认标本后签字并送病理科进一步完成细胞学检查和诊断。

15.颈部穿刺活检术后患者应注意哪些事项？

由于颈部血管丰富，穿刺后容易出血，因此在穿刺结束后，应指导患者适当用力按压穿刺点 30 分钟以上，防止出血及血肿形成。

16.穿刺活检术并发症有哪些？

(1)穿刺失败穿刺时患者会因呼吸或者体位移动导致病灶移位或者穿刺针显示不清，这时需要及时调整穿刺针的方向和角度，否则易造成穿刺失败。

(2)疼痛有些患者由于紧张、痛觉过敏、耐受性差、恶性肿瘤占位等，术后会感觉穿刺局部疼痛，告知患者一般不需要特殊处理，对于疼痛特别敏感者，可在医生指导下适当服用止痛药。

（3）出血和血肿由于穿刺术对局部皮肤和组织的损伤,或者自身凝血障碍、压迫的时间力度不够,均可能会引起穿刺点出血、穿刺点周围血肿。按压手法是拇指外展,四指并拢,辅导患者按压针尖和针道位置。

（4）迷走神经反射综合征如患者突然感头昏,面色苍白、恶心、出冷汗,出现四肢软弱无力、意识短暂丧失、呼之不应等,应立即停止操作,就地紧急抢救:予以吸氧、开放静脉通路、静脉注射阿托品等,并测血糖排除低血糖反应。

17.肝穿刺活检的适应证有哪些?

（1）超声显示或疑有局限性或弥漫性实质性占位需要确诊者。

（2）肝癌患者放疗或肝动脉栓塞化疗前需经病例确诊者。

（3）不典型的肝脏含液性占位病变(如早期肝脓肿、肝囊肿继发出血、感染等)需排除恶性肿瘤者。

（4）临床或其他影像技术疑为肝癌,而超声仅有异常回声区者。

（5）原发部位不明的转移性肿瘤。

18.肝穿刺活检的禁忌证有哪些?

（1）有出血倾向的患者,如血友病、海绵状肝血管病、凝血时间延长、血小板减少达 $80 \times 10^9/L$ 以下者。

（2）大量腹水或重度黄疸者。

（3）严重贫血或一般情况差者。

（4）肝性脑病者。

（5）严重肝外阻塞性黄疸伴胆囊肿大者。

（6）疑为肝血管瘤者。

(7)严重心、肾、肺疾病或其功能衰竭者。

(8)右侧脓肿、膈下脓肿、胸腔积液或其他脏器有急性急患者,穿刺处局部感染者。

(9)儿童、老年人与不能合作的患者。

19.肝穿刺活检术前访视包含哪些内容?

向患者讲解肝脏穿刺术的目的和必要性、方法、注意事项、不良反应及手术的可靠性及安全措施以及成功事例等,让患者消除顾虑,以良好的心理状态接受手术。

20.肝穿刺活检术前准备有哪些?

常规行血液学检查(包括乙肝五项、丙肝抗原抗体、艾滋病抗体、梅毒抗体、出凝血功能检测、肝肾功能、血常规及心电图检查)以确定适应证及禁忌证。患者术前半小时测血压、脉搏,排空膀胱,准备好腹带。遵医嘱术前静脉或肌内注射止血药,防止出血发生。

21.肝穿刺活检术前对患者有哪些指导?

讲解并指导术中正确的呼吸动作和穿刺时屏气的技巧,以便配合手术顺利进行。指导患者练习床上使用便盆和尿壶,以保证术后能绝对卧床休息。

22.肝穿刺活检术中对患者的体位有何要求?

护士备齐用品,铺垫腹带,协助患者取左侧卧位,身体靠右侧床沿,双手或右手屈肘置于枕后或头顶,以张大肋间;协助患者暴露穿刺部位,女性患者注意保护隐私部位。

23.肝穿刺活检术中护士应如何观察病情变化?

穿刺过程中密切观察患者的反应,连接心电监护仪监测患者的呼吸、脉搏、血压等,穿刺过程中做好患者的心理护理,与患者交谈,安慰患者,转移患者注意力,消除其恐惧心理,同时了解患者在术中的症状,及时分析患者病情变化,如有不适可尽早处理。

24.肝穿刺活检术后卧位有何要求?

(1)术后卧床休息24小时是减少并发症的一种有效的预防方案。护送患者安返病房后,告诉患者在其积极配合下手术很成功,向患者交代卧床休息的重要性。

(2)嘱其严格卧床休息1小时,腹带加1kg沙袋适当加压包扎,以减少局部呼吸运动,减轻疼痛,腹带包扎不要太紧,以免影响呼吸,6小时后去除沙袋。

(3)避免高声谈笑及咳嗽,四肢放松,可在床上伸屈活动,避免因紧张引起周身酸痛等不适感。

25.肝穿刺活检术后需进行哪些病情观察?

(1)肝穿刺术后需严密观察血压、脉搏等,术后回病房后立即测量,并与术前测量值对比,做好记录。

(2)术后常规心电监护24小时,测脉搏、血压、呼吸,1次/30分钟,连测4次,若正常改为1次/小时,监测6小时。

(3)如有脉搏增快细弱、血压下降、烦躁不安、面色苍白、出冷汗等内出血现象,应紧急处理。

26.肝穿刺活检术后术区如何护理?

密切观察穿刺点情况,有无出血、渗血、肿胀等。肝穿后局部敷以消毒纱布,用腹带绑紧,压上小沙袋。术后24小时无胸闷、憋气等不适,肝穿刺局部伤口无渗出,伤口愈合良好,揭去覆盖纱布,常规消毒皮肤,以输液贴贴敷局部伤口,并可下床活动。

27.肝穿刺活检术后疼痛如何护理?

肝穿刺术后患者会有短暂的肝区痛或肝穿部位疼痛,一般反应轻微,不需处理,经过 24 小时可自行缓解。对轻微疼痛者,帮助患者分散对疼痛的注意力,予以安慰性语言缓解紧张不安等情绪,耐心细致地回答患者对疾病提出的每项疑问,告知患者疼痛术后 8 小时内会自行消失,解除患者的思想顾虑。必要时给予低流量吸氧、解痉、止痛剂。同时,观察病情生命体征,若疼痛剧烈,应及时通知医生。疼痛重患者可按医嘱适当给止痛剂,在使用止痛剂前应注意观察腹部体征,防止因止痛而掩盖其并发症。

28.肝穿刺活检术后健康教育有哪些?

术后 24 小时内禁止剧烈活动,一周内禁止剧烈运动及用力提重物等增加腹压的动作。预防感冒,保持大便通畅。

29.肝穿刺活检术后的并发症有哪些?

(1)出血;

(2)胆汁性腹膜炎;

(3)其他:气胸、血胸、皮下气肿、气腹、阴囊气肿、膈下脓肿。

30.肝穿刺活检术后出血应如何处置?

出血可在腹腔内、胸腔内或者肝脏内。腹腔内出血,虽少见,却是经皮肤穿刺的最严重的并发症,通常在术后 2~3 小时内逐渐明显,可能因深抽吸引起的撕裂伤或肝动脉或门静脉的穿透伤所致。应密切观察患者生命体征,如果怀疑出血,立即准备血管造影和外科处理,可静脉输液、血制品以改善血流动力学。经积极的复苏处理后,血流动力学仍不稳定并持续数小时,应行血管造影以决定栓塞治疗或外科手术。

31.肝穿刺活检术后胆汁性腹膜炎的临床表现有哪些?

如发生肝脏胆汁外漏或者穿透胆囊可以引起胆汁性腹膜炎。多发生在活检后 3 小时内。胆汁性腹膜炎的症状变化较大,可表现轻度腹痛,也可表现明显的剧烈腹痛、肠梗阻、腹部包块、发热、少尿和休克等严重症状,可以突然发作,也可缓慢起病。由于胆盐的刺激作用,不仅使腹腔渗出液增加,也伴大量血浆渗入腹腔内。腹部可叩及移动性浊音。腹痛可随着体位而变化,尤其是从垂头仰卧位转变为平卧时,腹痛可以从右上腹部转移到右下腹部。可出现肠鸣音减弱或消失。以上临床表现为非特异性,但应结合病史高度怀疑有胆汁性腹膜炎的可能性。

32.肝穿刺活检术后胆汁性腹膜炎应如何处置?

立即让患者取半卧位或右侧卧位,以利于炎症局限,伴休克者取休克体位。禁饮食、持续胃肠减压。按医嘱给予抗感染、营养支持、维持内环境稳定等处理。密切观察患者病情,对病情不能控制需手术者做好紧急术前准备。

33.肝穿刺活检术后健康指导?

家庭干预、社会的支持是患者应对疾病和治疗过程中最有潜力的资源之一。对于患者来说,家庭成员的支持和帮助可以减轻其恐惧和焦虑心理,良好的家庭环境,耐心、细致的关心照顾,能使患者的自信心增强,各种负面情绪减弱。针对患者及其家属对疾病的认识及相关知识缺乏,医护人员通过交谈,告知患者肝活检的目的并向其介绍整个穿刺的过程,帮助患者树立战胜疾病的信心。肝穿刺术后指导患者注意休息,逐渐恢复活动,如肝穿刺术后1周内避免剧烈运动,合理膳食,加强营养,禁忌饮酒,禁止使用对肝脏有损害的药物,定期复诊。

34.超声引导下乳腺疾病穿刺活检有哪些优势?

超声引导下的粗针穿刺是近10年来在国际上普遍采用的乳

腺病变组织学诊断方法,与手术切除病理诊断有很强的一致性,并具有费用低、痛苦小、操作简单等优点。

35.乳腺疾病穿刺活检的适应证有哪些?

(1)乳腺肿块良性、恶性鉴别。

(2)提供乳腺病变的进一步其他情况供制订治疗方案时参考。

(3)对临床上未能触及的乳腺病变做细针穿刺定位。

36.乳腺疾病穿刺活检的禁忌证有哪些?

(1)乳腺炎症。

(2)严重凝血机制障碍,有出血倾向者。

(3)严重心、肾、肝等功能障碍,全身衰竭等为禁忌证。

37.乳腺疾病穿刺活检术前访视应注意哪些?

患者术前都存有侥幸心理,不愿承认自己可能是肿瘤,术前主要心理问题是紧张、焦虑、敏感,而不良心理活动可影响手术效果及疾病转归。护士应详细向患者介绍与疾病有关的信息,让其了解诊断、检查、治疗的全过程,术前定位的重要性和必要性,充分做好两种心理准备,以良好的心理状态接受手术。并做好家属思想工作,给予患者积极的支持,减轻其多虑及恐惧心理,增强治疗信心。

38.乳腺疾病穿刺活检术前患者应作哪些准备?

(1)穿刺最好安排在月经后 7 天左右为宜(此时腺体松软,压迫时易耐受)。

(2)术前 1 周停服阿司匹林等药物,近期服用药物应于术前告知医师。

（3）手术当日衣着保持宽松舒适，携带手术申请单及乳腺片以及相关检查结果，提前 15 分钟至手术室。

39.乳腺疾病穿刺活检术前护士应作哪些准备？

协助完善实验室检查（包括乙肝五项、丙肝抗原抗体、艾滋病抗体、梅毒抗体、出凝血功能检测、肝肾功能、血常规及心电图检查）以确定适应证及禁忌证。患者术前半小时测血压、脉搏，排空膀胱。准备好胸带，遵医嘱术前静脉或肌内注射止血药，防止出血。

40.乳腺疾病穿刺活检术前护士应如何对患者进行健康指导？

讲解并指导术中正确的呼吸动作和穿刺时屏气的技巧，以便配合手术顺利进行。为预防晕针，强调术前需禁食。

41.乳腺疾病穿刺活检术前护士应核对患者哪些信息？

核实患者姓名和需要穿刺的肿块部位（包括肿块位于哪侧乳腺及钟表定位法的准确位置）。

42.乳腺疾病穿刺活检术中患者的体位如何配合？

协助患者平卧或侧卧位（右乳包块需要左侧卧位，左包块需要右侧卧位），嘱患者双手自然上举，充分暴露患侧乳腺的穿刺视野。

43.乳腺疾病穿刺活检术中应如何观察患者病情变化？

乳腺疾病穿刺活检术在局麻下进行，患者始终处于清醒状态，患者虽然看不到手术情况，但会全力去倾听和猜测手术的进展情况，因此术者之间尽量用专业术语交谈。

（1）护士随时观察患者的表情，主动询问患者有无不适，一方面分散患者的注意力，另一方面也给患者以心理支持，使手术能顺利进行。

（2）嘱患者保持呼吸均匀,体位制动,禁咳嗽及改变体位。

（3）术中严密监测血压、脉搏、呼吸的变化。加强病情观察,积极对症处理术中并发症。

44.乳腺疾病穿刺活检术后应如何观察患者病情变化？

（1）穿刺结束,帮助患者压迫止血30分钟,观察穿刺点无渗血后协助患者穿好衣服并护送回病房。

（2）术后监测生命体征、穿刺点及术侧肢体的血运及活动度。术后患者会感觉穿刺局部轻微疼痛,一般不需特殊处理,对于痛觉敏感者可遵医嘱适当服用止痛药;指导患者注意休息,24小时内勿做剧烈运动,同时嘱患者如感觉有任何不适立即通知护士或医生。

（3）嘱咐患者上肢不要剧烈运动,同时忌洗澡,以防出血和感染。

（4）及时告知患者病理诊断出具的时间及结果,让患者获得最大的心理满足感。

46.乳腺疾病穿刺活检术后穿刺点皮肤应如何护理？

穿刺完毕无菌纱布包扎穿刺处,并加压30分钟,严密观察穿刺部位有无出血和渗血,保持敷料清洁干燥。

47.乳腺疾病穿刺活检术后有哪些并发症？

（1）穿刺部位出血及血肿形成;

（2）疼痛;

（3）气胸。

48.哪些患者在乳腺疾病穿刺活检术后会出现穿刺部位出血及血肿形成？

常见于术后压迫不当,穿刺者技术不熟练,患者术后下床活动太早,凝血机制障碍或伴有高血压及动脉硬化者。

49.乳腺疾病穿刺活检术后如何避免穿刺部位出血及血肿形成?

术前常规检查凝血酶原时间、血压,凝血功能异常和高血压者禁忌手术或纠正至正常范围方可手术;提高一次穿刺成功率;术后穿刺部位压迫30分钟。观察无渗血后穿刺点用绷带加压包扎,患者咳嗽、大小便时用手按压穿刺部位;术后12~24小时卧床休息;小血肿多能自行吸收。出血者局部缝扎止血,有报道大血肿发生率为0.3%,用透明质酸钠血肿内注射促进吸收。

50.乳腺疾病穿刺活检术后疼痛应如何护理?

术后密切观察疼痛的部位、性质、程度及伴随症状。如患者出现上肢、肩背部剧烈疼痛,给予解痉、扩张血管药物及止痛药物治疗缓解。同时做好心理疏导,消除忧虑。

51.乳腺疾病穿刺活检术后如何避免气胸的发生?

操作过程中要严格控制穿刺方向和深度,尽可能与胸壁平行,以免发生气胸等并发症。

52.乳腺疾病穿刺活检术后应对患者进行哪些健康教育?

(1)调整心态,正视疾病消除不利健康的行为及负面心理效应,重建心理平衡。在身体许可的情况下,做一些力所能及的事,并积极参加有益身心的集体活动。

(2)改变不良的饮食习惯,国内外的许多研究都认为高脂肪、低蔬菜及豆类食品、腌制食品与乳腺癌的发生存在关联性,乳制品的摄入为乳腺癌的保护因素。

(3)养成良好的生活习惯坚持循序渐进地锻炼身体,避免劳累,增强身体抵抗力;坚持乳房自我检查,做好自我护理。遵医嘱用药、定期复查。

(4)随访若为恶性病变,可及时进一步治疗。若为良性病变,遵医嘱半年复查1次,有利于早期发现病灶,尽早采取治疗措施。

53.什么是介入行超声?

介入性超声(intervention ultrasound)是现代超声医学中的一个重要分支,其特点是在实时超声引导或监视下,完成各种穿刺活检、X线造影以及抽吸、插管、注药治疗等操作,以达到诊断或治疗的目的。近年来,随着各种穿刺针具、导管、导向装置及超声仪器的不断改进与发展,介入性超声在临床上得到越来越广泛的应用。

54.什么是超声引导下经皮穿刺置管引流术?

超声精确定位引导下经皮穿刺置管引流术(percutaneous-catheter drainage,PCD)是对体内含液性病变所采取的治疗手段之一。包括超声引导下囊肿置管引流乙醇硬化治疗,脓肿的穿刺引流注药治疗,胆道、体腔积液穿刺引流以及胆囊、肾盂造瘘等。

55.超声引导下经皮穿刺置管引流术有何特点?

该方法在超声引导下穿刺引流,充分发挥超声微创介入技术创伤小、准确性高及操作简便等优势,可动态监测,且所需费用相对低廉,是一项安全可靠的超声介入技术。

56.超声引导下经皮穿刺置管引流术适应证有哪些?

(1)各种性质胸腔积液、血胸(中等量以上)脓胸或支气管胸膜、乳糜胸。

(2)肝脓肿、盆腔囊肿、中等量以上腹水。

(3)心包积液。

(4)胆道梗阻、胆囊造瘘等。

56.超声引导下经皮穿刺置管引流术禁忌证有哪些？

(1)凝血功能障碍有出血倾向者。

(2)肝性胸腔积液,持续引流可导致大量蛋白质和电解质丢失。

(3)肝衰竭等严重心肺功能衰竭。

57.超声引导下经皮穿刺置管引流术术前访视内容有哪些？

术前应详细了解患者病史,准确测量生命体征,并做好记录。介绍术前准备内容、目的及必要性,包括术前皮试,准备氧气及急救药物手术方法、环境;手术中注意事项;手术大概需要的时间;手术体位、部位,放置引流管及术后注意事项。向患者和家属耐心细致地做好解释工作,说明穿刺的意义和必要性,消除焦虑紧张的情绪。

58.超声引导下经皮穿刺置管引流术术前应给予患者哪些配合技巧？

讲解并指导术中正确的呼吸动作和穿刺时屏气的技巧,以便配合手术顺利进行。

59.超声引导下经皮穿刺置管引流术术前准备包含哪些内容？

(1)检查出凝血时间和血常规,异常者应提前注射止血剂。

(2)与患者或家属交代拟实施介入性检查或治疗的名称、目的和有可能出现的相应并发症以及将要采取的对策。经医患双方签字后生效。

(3)在设有氧气通道急救药品和具有抢救措施的专门介入诊室进行。

(4)不能合作的小儿应在深度麻醉下进行。

（5）根据穿刺置管引流部位、引流物性质和性状的不同，备好不同规格和型号穿刺引流器具物品。

60.超声引导下经皮穿刺置管引流术术中护理包含哪些内容？

（1）在治疗中严格执行无菌操作，根据病变部位采取适当的体位。

（2）密切观察患者有无头晕、胸闷气短、呼吸困难，如出现面色苍白、口唇发干、脉速，立即通知医生停止操作，让患者平卧、吸氧，配合医生进行抢救。

（3）观察引流液的颜色、性质、量、引流管放置的部位。

61.超声引导下经皮穿刺置管引流术常见的并发症有哪些？

常见并发症有导管引流不畅、出血、感染、胆漏、注药外渗、肝破裂等，最常见的为出血及导管引流不畅，患者凝血功能差、使用较粗穿刺引流管、进针路径中穿破大血管均有可能引起出血，胆漏、注药外渗、肝破裂也有文献报道。

62.超声引导下经皮穿刺置管引流术术后常规护理措施有哪些？

（1）体位护理：术后嘱患者平卧休息 2～4 小时，给予心电监护监测生命体征，观察呼吸情况。

（2）引流液观察：引流液的颜色、性质、量。及时清倒引流液，正确记录引流量，临床使用的一次性引流袋，因引流液体的浓度、性质不同，量的估计与量具测量数相差较大，因此在计算引流量时，应将袋内引流液灌入量杯中准确计量。

（3）管路护理：引流袋（瓶）的科学有效的固定非常重要。携带引流管的，应消除患者插管产生的恐惧，引流管固定牢固，放置稳妥，勿打折、扭曲、受压，保持引流通畅，对患者及家属进行引流管护理的宣教,定时挤压引流管,是保证引流管通畅的有效措施。嘱患者咳嗽时用手按压伤口与导管,以免导管脱出或移位,卧床休息时导管要注意预留一定的长度,尤其是防止熟睡翻身时不慎将导管牵拉带出体外。评估患者有无意外拔管的倾向。对意识不清、烦躁不安或出现老年痴呆等症状的患者,应有专人守护或适当约束,以防将引流管拔出。

(4)加强营养:给高蛋白、高热量、高维生素、易消化的饮食,如条件允许,根据病情可输注白蛋白。

(5)功能锻炼:坚持恢复锻炼,嘱患者深呼吸,有效地咳嗽,戒烟酒。

(6)拔管的护理:引流管拔管时间及标准根据患者临床症状、体征消失,体温下降,白细胞计数正常,24 小时内引流量少于10ml,无胸闷气短,呼吸平稳后,在超声引导下行拔管,拔管时压迫穿刺点消毒并用敷贴覆盖,注意观察穿刺部位有无渗血渗液,如有污染及时更换,保持局部清洁干燥。

63.超声引导下经皮穿刺置管引流术术后并发症护理措施有哪些?

(1)出血:患者凝血功能差、使用较粗穿刺引流管、进针路径中穿破大血管均有可能引起出血。观察引流液的性质,早期引流液呈血性,以后逐渐变淡转为淡黄色,如果引流量多而且血色浓,说明有活动性出血,应通知医生,及时给予处理。术后采用沙袋加压并用腹带包裹也能减少并发症的发生。

(2)感染。

(3)导管引流不畅:引流管易被血块堵塞,应及时冲洗避免引流不畅导致二次穿刺。

64.超声引导下经皮穿刺置管引流术术后引流管应如何护理？

（1）引流液观察：引流液的颜色、性质、量。及时清倒引流液，正确记录引流量，临床使用的一次性引流袋，因引流液体的浓度、性质不同，量的估计与量具测量数相差较大，因此在计算引流量时，应将袋内引流液灌入量杯中准确计量。

（2）管路护理：引流袋（瓶）的科学有效的固定非常重要。携带引流管的，应消除患者插管产生的恐惧，引流管固定牢固，放置稳妥，勿打折、扭曲、受压，保持引流通畅，对患者及家属进行引流管护理的宣教，定时挤压引流管，是保证引流管通畅有效措施。嘱患者咳嗽时用手按压伤口与导管，以免导管脱出或移位，卧床休息时导管要注意预留一定的长度，尤其是防止熟睡翻身时不慎将导管牵拉带出体外。评估患者有无意外拔管的倾向。对意识不清、烦躁不安或出现老年痴呆等患者，应有专人守护或适当约束，以防将引流管拔出。

65.超声引导下经皮穿刺置管引流术术后拔管指征？

引流管拔管时间及标准根据患者临床症状、体征消失，体温下降，白细胞计数正常，24小时内引流量少于10ml，无胸闷气短，呼吸平稳后，在超声引导下行拔管，拔管时压迫穿刺点消毒并用敷贴覆盖，注意观察穿刺部位有无渗血渗液，如有污染及时更换，保持局部清洁干燥。

66.超声引导下经皮穿刺置管引流术术后引流液的变化？

观察引流液的性质，早期引流液呈血性，以后逐渐变淡转为淡黄色，如果引流量多而且血色浓，说明有活动性出血，应通知医生，及时给予处理。

67.超声引导下经皮穿刺置管引流术后应给予患者哪些健康

指导？

（1）为患者及家属提供个性化的健康教育，使患者对引流的装置及作用、体位、保持引流通畅的目的和方法、引流管观察、翻身及下床活动时的管理及拔管时的配合有更深层次的认知，消除患者的恐惧和焦虑心理，提高其自我护理的能力，避免因配合不当造成并发症的发生。

（2）妥善固定引流管，保证导管的引流通畅，防止扭曲、折管现象发生。平卧时引流管的高度应低于腋中线，站立或活动时应低于切口位置，以防引流逆行引起感染。翻身时防止导管受压折管或牵拉脱管。避免过度活动和提举重物，以免管道滑脱，如出现意外的导管滑脱，不得随意将导管插入体内而应及时就医。

（3）保持引流管处切口敷料干燥、清洁。若突然发生腹痛、高热，应及时与医生联系。

（4）饮食应高热量、高维生素、优质蛋白、低脂、易消化，忌饱餐。可以禽肉、鱼虾类的食品为主，烹饪上以炖汤、清蒸为宜，荤素搭配，注意钾类食物补充（如香蕉、橙、猕猴桃、菌菇类的食物），防止由于低钾引起的胃肠道胀气、嗜睡、无力等症状。

（5）合理活动，有助于减轻胃肠道胀气，增进食欲和促进胆汁的引流。选择可耐受的活动如散步、打太极拳等。卧床时宜采取半卧位休息，利于呼吸，控制炎症的局限，促进引流。

（6）定期到介入门诊进行随访，复查肝、肾功能及血常规。

68.超声引导下经皮穿刺脓肿引流治疗优势所在？

传统的脓肿治疗方法以大剂量抗生素进行抗炎治疗，在治疗效果较差的情况下，进行外科手术切开引流治疗。随着医学影像技术的快速发展，超声引导下各种介入治疗技术逐渐成熟。研究表明,经皮穿刺引流治疗与外科引流术在治疗效果上差异无统计学意义,但外科治疗恢复慢且花费高,因此经皮穿刺术已成为各种脓肿的一线治疗方法。

69.超声引导下经皮穿刺脓肿引流治疗的适应证?

全身超声可显示的各脏器的脓肿,临床主要包括肝脓肿、盆腔脓肿、膈下脓肿、阑尾周围肿等。

70.超声引导下肝脓肿引流治疗有哪些适应证?

(1)超声或 CT 显示多发性液性暗区,疑为细菌性肝脓肿,可行经皮穿刺以明确诊断,行脓肿引流。

(2)诊断为细菌性肝脓肿但症状重,全身情况差,不宜行手术引者可经皮穿刺并置管行脓肿引流。

(3)确诊为阿米巴肝脓肿抗阿米巴药物治疗 1 周后疼痛不止,高热不退或巨大脓肿有溃破危险者。

71.超声引导下腹腔脓肿引流治疗的适应证?

各种原因引起的腹腔脓肿,包括:肝脓肿破裂、消化道穿孔、阑尾穿孔等,引起的急性腹膜炎或腹腔内手术引起的感染。

72.超声引导下肝脓肿引流治疗有哪些禁忌证?

(1)凝血功能障碍者。

(2)疑为肝包囊虫病者。

(3)大量腹水或重度黄疸者。

73.超声引导下腹腔脓肿引流治疗有哪些禁忌证?

脓肿早期,弥漫性腹腔炎症未局限者。

74.超声引导下脓肿引流治疗前有哪些访视内容?

(1)术前应详细了解患者病史,准确测量生命体征,并做好记录。介绍术前准备内容、目的及必要性。

（2）术中注意事项：手术大概需要的时间；手术体位、部位。

（3）向患者示教穿刺过程的屏气及多次练习，尽量保持呼吸幅度不宜过大，增加穿刺的准确性。

（4）向患者和家属耐心细致地做好解释工作，说明穿刺的意义和必要性，消除焦虑紧张的情绪。

（5）患者术前禁食水；嘱患者术前排空膀胱。

75.超声引导下脓肿引流治疗前护士需做哪些准备？

（1）护士携带已有的检查资料，如 X 线片、CT 片等护送患者至超声介入治疗室。

（2）根据病变部位采取适当的体位，颈后垫软枕，充分暴露腹部术野区域。注意保暖，预防感染。预先建立静脉通路备用。

（3）患者术前禁食水；嘱患者术前排空膀胱。

76.超声引导下脓肿引流治疗如何进行？

置管成功后开始对脓腔进行抽吸，记录抽出脓液总量及性状，当脓液几乎完全吸出后，开始用替硝唑注射液对脓腔进行缓慢冲洗稀释，直至吸出冲洗液逐渐转为比较清澈时为止，最后脓腔内留置部分替硝唑注射液后连接引流袋进行持续引流治疗。

77.超声引导下脓肿引流治疗过程中应观察哪些内容？

要密切观察患者的生命体征及意识，有无头晕、胸闷气短、呼吸困难、腹痛、胸痛；如出现面色苍白、口唇发干、脉速，立即通知医生停止操作，让患者平卧、吸氧，配合医生进行抢救。观察引流液的颜色、性质、量、引流管放置的部位。

78.超声引导下脓肿引流治疗后的常规护理措施有哪些？

（1）体位护理：术后嘱患者平卧休息 2～4 小时，给予心电监护监测生命体征，观察呼吸情况。

（2）引流液观察：引流液的颜色、性质、量，正确记录引流量。术后需对引流导管进行常规冲洗护理，待细菌培养及药敏试验结果出来后，再根据药敏结果联合选择敏感抗生素进行静脉滴注及对局部脓腔进行药物冲洗及留置治疗。

（3）管路护理：携带引流管的，应消除患者插管产生的恐惧，引流管固定牢固，放置稳妥，勿打折、扭曲、受压，保持引流通畅，对患者及家属进行引流管护理的宣教，定时挤压引流管，是保证引流管通畅有效措施。嘱患者咳嗽时用手按压伤口与导管，以免导管脱出或移位，卧床休息时导管要注意预留一定的长度，尤其是防止熟睡翻身时不慎将导管牵拉带出体外。评估患者有无意外拔管的倾向。

（4）引流管拔管时间及标准：术后留置引流导管至脓腔完全消失或脓腔明显缩小至脓液每日持续引流量小于 10ml 以内，并且患者临床症状、体征基本消失，体温恢复正常，白细胞计数下降至正常范围内后，复查超声脓腔小于 2cm，由液性暗区转为低回声实性区，即可在超声引导下行拔管。拔管时压迫穿刺点消毒并用敷贴覆盖，注意观察穿刺部位有无渗血渗液，如有污染及时更换，保持局部清洁干燥。

79.超声引导下脓肿引流治疗后引流管应如何护理？

携带引流管的，应消除患者插管产生的恐惧，引流管固定牢固，放置稳妥，勿打折、扭曲、受压，保持引流通畅，对患者及家属进行引流管护理的宣教，定时挤压引流管，是保证引流管通畅有效措施。嘱患者咳嗽时用手按压伤口与导管，以免导管脱出或移位，卧床休息时导管要注意预留一定的长度，尤其是防止熟睡翻身时不慎将导管牵拉带出体外。评估患者有无意外拔管的倾向。

80.超声引导下脓肿引流治疗后常见的并发症有哪些?

(1)出血;

(2)感染;

(3)胆瘘。

81.超声引导下脓肿引流治疗后出现并发症应如何护理?

(1)出血:患者凝血功能差、使用较粗穿刺引流管、进针路径中穿破大血管均有可能引起出血。观察引流液的性质,早期引流液呈血性,以后逐渐变淡转为淡黄色,如果引流量多而且血色浓,说明有活动性出血,应通知医生,及时给予处理。术后采用沙袋加压并用腹带包裹也能减少并发症的发生。

(2)感染:由于细菌数多,内毒素吸收增多,易出现感染性休克。如患者出现深大呼吸、烦躁不安、体温持续高热、白细胞增多、血压下降、呼吸增快、四肢冰冷,及时报告医生,监测生命体征、中心静脉压,必要时立即行手术治疗。

(3)胆瘘:一旦患者出现剧烈持续性右上腹痛、发热并伴有腹膜刺激症状,白细胞升高,烦躁不安,肠鸣音消失,要及时报告医生,同时进一步观察神志、生命体征变化,确诊后立即送手术治疗。

82.超声引导下脓肿引流治疗后出现胆瘘时有何症状,应如何处理?

一旦患者出现剧烈持续性右上腹痛、发热并伴有腹膜刺激症状,白细胞升高,烦躁不安,肠鸣音消失,要及时报告医生,同时进一步观察神志、生命体征变化,确诊后立即送手术治疗。

83.超声引导下脓肿引流治疗后出现感染时有何症状,应如何处理?

由于细菌数多,内毒素吸收增多,易出现感染性休克。如患者出现深大呼吸、烦躁不安、体温持续高热、白细胞增多、血压下降、呼吸增快、四肢冰冷,及时报告医生,监测生命体征、中心静脉压,必要时立即行手术治疗。

84.超声引导下脓肿引流治疗后应对患者进行哪些健康教育?

(1)脓肿引流治疗需要一定过程,要保持良好心态,积极配合治疗。

(2)妥善固定引流管,保证导管的引流通畅,防止扭曲、折管现象发生。平卧时引流管的高度应低于腋中线,站立或活动时应低于切口位置,以防引流逆行引起感染。翻身时防止导管受压折管或牵拉脱管。避免过度活动和提举重物,以免管道滑脱,如出现意外导管滑脱,不得随意将导管插入体内而应及时就医。

(3)保持引流管处切口敷料干燥、清洁。若突然发生腹痛、高热,应及时与医生联系。

(4)饮食应高热量、高维生素、优质蛋白、低脂、易消化,忌饱餐。

(5)定期到介入门诊随诊,复查超声脓腔是否再次形成。

85.超声引导下肝囊肿引流术有哪些优势?

既往对于肝囊肿常进行手术治疗,手术多采用"开窗术"或"去顶术",即在剖腹术下或经腹腔镜切除部分囊壁,吸净囊液后使囊腔向腹腔开放。囊肿切除术则适用于肝边缘部位、带蒂突向腹腔的囊肿。发生在肝左外叶的巨大肝囊肿,可作肝叶或肝部分切除术。但是传统外科手术治疗肝囊肿术后恢复较慢。目前,随着介入性超声技术的不断完善与发展,关于肝囊肿的硬化剂介入性治疗的疗效已为临床所肯定,具有创伤小、痛苦轻、费用低的优点,在一定范围内已经取代了手术切除。

86.超声引导下治疗肝囊肿的首选药物是什么?

无水乙醇作为首选和最常用来治疗肝囊肿的药物,它具有细胞毒作用,可改变囊壁细胞生物蛋白膜和脂质的比例,使其生物学活性消失,导致细胞死亡而失去分泌功能,以达到治疗作用,并可使纤维组织增生,使囊壁粘连,囊腔封闭。

87.超声引导下肝囊肿引流术的适应证有哪些?

(1)直径在 15cm 以下的单纯性、单发性肝囊肿。

(2)年老体弱不能耐受剖腹手术的肝囊肿。

(3)合并感染的肝囊肿。

88.超声引导下肝囊肿引流术的禁忌证有哪些?

(1)散在多发的小肝囊肿。

(2)恶性肿瘤性肝囊肿。

(3)寄生虫性肝囊肿。

(4)伴有胆瘘的肝囊肿。

(5)有出血倾向或其他严重全身性疾病者。

89.超声引导下肝囊肿引流术术前访视内容有哪些?

(1)根据患者不同情况做心理评估,通过面对面交流,采用图表、健康教育宣传册、同患者现身说法等形式,向患者宣传肝囊肿的相关知识,简要介绍穿刺过程及治疗效果。

(2)术前应详细了解患者病史,准确测量生命体征,并做好记录。

(3)术前完善血常规、凝血功能、肝肾功能和心电图等常规检查。

(4)向患者和家属耐心细致地做好解释工作,介绍术前准备内容、目的及必要性；术中注意事项；手术大概需要的时间；手术体位、部位；消除焦虑紧张的情绪。

89.超声引导下肝囊肿引流术术前应对患者进行哪些指导？

（1）呼吸训练指导患者进行有效的屏气训练，告知屏气是术中顺利进针的关键，呼吸幅度不宜过大，以小幅度腹式呼吸为主，尽量减少膈肌的运动幅度，增加穿刺的准确性。

（2）患者术前2小时禁食水，防止术中不适引起呕吐；嘱患者术前排空膀胱。

（3）询问有无过敏史，特别是乙醇过敏史并详细记录。

90.超声引导下肝囊肿引流术术前准备有哪些？

（1）术前常规超声检查肝胆脾胰肾、心电图，完善血常规、凝血酶原时间、肝功能等实验室检查；有出血倾向、严重心肝肺肾等脏器功能障碍及对酒精过敏者列为穿刺禁忌患者。患者及家属对手术知情同意并签署手术知情同意书。

（2）穿刺前测量血压，嘱患者双手抱头充分暴露穿刺区域，常规消毒皮肤。治疗前先行超声定位检查，明确囊肿部位、大小、与周围脏器和血管的关系。根据定位情况，患者取仰卧位或左侧卧位，明确皮肤穿刺点、进针角度、路径和深度，注意穿刺针经过部分正常肝组织后，再进入囊肿内部，尽量吸尽囊液，并留样做进一步生化和细胞学检查，常规脱落细胞检查，以排除癌变。

91.超声引导下乙醇硬化治疗肝囊肿的方法有哪些？

超声引导下乙醇硬化治疗肝囊肿的方法分保留法和冲洗法两种。目前，国外多采用保留法。

92.超声引导下乙醇硬化治疗较大肝囊肿时，采用何种方法更佳？

通过研究发现,乙醇反复冲洗置换囊液法(冲洗法)对 10cm 以上的较大肝囊肿仍有较好的疗效,治愈率高达 95%,观察 3 年无复发病例。但保留法对较大囊肿效果不佳,其原因是保留乙醇量的限制,无法达到囊壁上皮细胞硬化的乙醇浓度。

93.超声引导下乙醇硬化治疗肝囊肿时有哪些注意事项?

计算并准备好硬化剂,依据囊腔大小注入 99.5%乙醇,一般用量 20～30ml,注入速度以 0.2～0.6ml/s 为宜,压力不可过大,防止胀痛不适以及由于压力过大导致硬化剂外溢引起肝实质及周围组织坏死、腹膜炎等并发症。操作过程中,密切观察患者生命体征,面色及表情变化,一旦出现剧烈腹痛,应立即停止操作并作相应处理。

94.超声引导下乙醇硬化治疗肝囊肿后应注意哪些问题?

术后按压穿刺部位,注意观察患者的呼吸、脉搏、血压以及有无加剧性的疼痛等异常表现,超声观察有无内部出血。消毒穿刺部位皮肤,无菌纱布覆盖,腹带加压包扎,局部沙袋压迫。

95.超声引导下肝囊肿引流术术后常规护理措施有哪些?

(1)回病房后,继续监测患者神志、血压、脉搏、呼吸、面色等情况,每 30 分钟测量血压、脉搏 1 次,连续 4 次生命体征平稳后停测。若患者出现面色苍白、恶心、四肢湿冷、脉搏细速等出血征兆,应及时通知医生,协助医生行必要的检查和处理,观察患者有无腹痛、恶心、面色潮红、呼吸困难等并发症的发生。

(2)指导患者卧床休息,12 小时内避免剧烈活动和增加腹压的动作,可以更换体位(特别提醒患者忌自己用力),让硬化剂与囊壁充分接触。告知患者出现轻微上腹痛感,卧床休息 30 分钟后可自行缓解。

(3)保持穿刺点及敷料周围皮肤清洁干燥,观察穿刺部位有无出血、渗液、红肿及感染,及时更换敷料。

(4)遵医嘱止血,抗感染治疗。

96.超声引导下肝囊肿引流术术后并发症的观察及护理措施有哪些?

(1)出血:穿刺后肝脏出血是最危险的并发症,一般在术后4～6小时发生,主要表现为出汗、烦躁不安、面色苍白、血压下降、脉搏细速等,应立即通知医生,进行止血、抗休克、输血、输液处理。

(2)腹痛:位于肝包膜附近的囊肿,由于穿刺路径较短,穿刺无法经过脏器实质,注入的硬化剂沿穿刺针道反流以及无水乙醇烧灼造成剧烈疼痛。一般疼痛持续3～5天,可自行消退,疼痛多为隐痛,均能耐受,经临床观察后未作特殊处理。告知患者出现轻微上腹痛感,卧床休息30分钟后可自行缓解。如腹痛较明显,复查超声排除出血的情况下,遵医嘱给予止痛药物。

(3)酒精中毒:患者术后如有局部发热感,面部潮红等症状,嘱患者不必紧张,系注入酒精作用。术前询问有无乙醇过敏史,术后嘱患者多饮水,加速酒精排出,一般无须特殊处理。

97.超声引导下肝囊肿引流术术后并发症有哪些?

(1)出血;

(2)腹痛;

(3)酒精中毒。

98.超声引导下肝囊肿引流术术后出现出血时应如何观察及护理?

穿刺后肝脏出血是最危险的并发症,一般在术后4～6小时发生,主要表现为出汗、烦躁不安、面色苍白、血压下降、脉搏细速等,应立即通知医生,进行止血、抗休克、输血、输液处理。

99.超声引导下肝囊肿引流术术后出现腹痛时应如何观察及护理?

位于肝包膜附近的囊肿,由于穿刺路径较短,穿刺无法经过脏器实质,注入的硬化剂沿穿刺针道反流以及无水乙醇烧灼造成剧烈疼痛。一般疼痛持续 3～5 天,可自行消退,疼痛多为隐痛,均能耐受,经临床观察后未作特殊处理。告知患者出现轻微上腹痛感,卧床休息 30 分钟后可自行缓解。如腹痛较明显,复查超声排除出血的情况下,遵医嘱给予止痛药物。

100.超声引导下肝囊肿引流术术后出现酒精中毒应如何观察及护理?

患者术后如有局部发热感,面部潮红等症状,嘱患者不必紧张,系注入酒精作用。术前询问有无乙醇过敏史,术后嘱患者多饮水,加速酒精排出,一般无须特殊处理。

101.超声引导下肝囊肿引流术术后如何对患者进行健康指导?

(1)指导患者注意休息,避免劳累,适当进行体能锻炼。

(2)饮食应高热量、高维生素、优质蛋白、低脂、易消化,忌饱餐。

(3)随访及复查最后一次穿刺术后,1 个月及 6 个月行腹部超声检查。

102.超声引导下胸腔引流技术有何优势?

在超声引导下行胸腔穿刺术操作简便、定位准确,可动态监测,提高了操作的准确性及安全性,是一项安全可靠的超声介入技术。

103.超声引导下胸腔引流术的适应证有哪些？

(1)各类严重气胸、脓胸、血胸。

(2)自发性气胸。

(3)开胸手术。

104.超声引导下胸腔引流术术前访视包含哪些内容？

(1)术前向患者详细介绍有关胸腔闭式引流术的相关知识，介绍该方法的操作过程与步骤、手术所用材料性能、临床效果及安全性，帮助者消除紧张、疑虑及恐惧等心理，以期达到主动配合医护人员，顺利进行治疗的目的。

(2)详细向患者讲解注意事项、各种检查的目的以及检测地点。

(3)向患者介绍胸腔闭式引流装置的作用，告知患者如何了解装置、使用装置以及使用过程的护理。

(4)行闭式引流置管前应签署知情同意书。

105.超声引导下胸腔引流术术前患者如何进行呼吸训练？

术前指导患者进行有效的屏气训练，告知屏气是术中顺利进针的关键，尽量保持呼吸幅度不宜过大，以小幅度腹式呼吸为主；指导患者术后咳嗽的作用以及咳嗽、排痰的方法。

106.超声引导下胸腔引流术术中护士应如何配合医生进行操作？

术前测量血压，协助患者取仰卧位或侧卧位，双手抱头充分暴露穿刺区域，常规消毒皮肤，严格无菌操作，进针时嘱患者暂屏气。

107.超声引导下胸腔引流术如何确定穿刺点？

患者取平卧位或半卧位,胸腔积液患者取端坐位或半卧位。嘱患者平静呼吸,保持体位,超声探查胸腔,选择胸膜最厚且胸腔积液较多处定为穿刺点,尽量避开毗邻脏器,测量好进针深度,准备穿刺。

108.超声引导下胸腔引流术术中护理注意事项有哪些?

在治疗中严格执行无菌操作,根据病变部位采取适当的体位;观察引流液的颜色、性质、量、引流管放置的部位;密切观察患者有无头晕、胸闷、气短、呼吸困难,如出现面色苍白、口唇发干、脉速,立即通知医生停止操作,配合医生进行抢救。

109.超声引导下胸腔引流术术后穿刺部位应如何处理?

术后按压穿刺部位,消毒穿刺部位皮肤,无菌纱布覆盖,腹带加压包扎,必要时局部沙袋压迫。

110.超声引导下胸腔引流术术后常规护理措施有哪些?

①返回病房后,嘱患者平卧休息2～4小时,监测患者神志、血压、脉搏、呼吸、面色等情况,每30分钟测量血压、脉搏1次,连续4次生命体征平稳后停测。若患者出现面色苍白、胸闷憋气、气促、呼吸困难等不适,应及时通知医生,协助医生行必要的检查和处理。

②密切观患者的反应,向患者交代引流的目的和注意事项,引导患者自我观察导管是否通畅,引流液颜色、性质和量,如有导管堵塞,导管周围及皮下有胸腔积液渗出,要及时报告医护人员。

③加强患者的心理护理,护士应采取有效的沟通方式与患者或家属进行沟通,有针对性地进行心理护理,消除患者的危机感,提高患者的安全感、信任度和依从性。

111.对使用一次性水封瓶的患者应如何进行指导?

使用一次性水封瓶的患者,必须保持水封瓶在引流部位以下、直立,同时在患者行胸腔闭式引流过程中的任何一个环节,必须严格无菌操作。胸腔闭式引流瓶(袋)的科学有效的固定非常重要,应告知他们保持水封瓶在其胸腔水平以下并报告发生的问题,教育材料应放在病房中患者和护士易取到的地方。

112.超声引导下胸腔引流术术后引流管应如何护理?

引流管固定牢固,放置稳妥,勿打折、扭曲、受压,保持引流通畅,防止脱管、堵管,及时清倒引流液,正确记录引流量;对患者及家属进行引流管护理的宣教,定时挤压引流管,是保证引流管通畅有效的措施。早期引流液呈血性,以后逐渐变淡转为淡黄色,引流液的量也逐渐减少;胸腔引流量>150~200ml 而且呈血色浓,说明胸腔内有活动性出血,应通知医生,及时给予处理。

113.脓胸最常用的治疗措施是什么?

胸腔闭式引流术是脓胸最常用的治疗措施。

114.脓胸应如何进行胸腔冲洗?

在置管引流期间经胸管注入冲洗液行胸腔冲洗可促进胸膜腔内脓液的排出,冲洗液选择敏感抗菌药物加生理盐水至 500ml,并将冲洗液加温至 37~40℃,冲洗时速度宜慢,并调整体位,有利于胸膜腔脓液的排出,冲洗过程中注意维持冲入液量及排出液量的平衡,并在冲洗时叩击患侧背部,可促进附着于胸壁的脓苔脱落,随冲洗液引流出体外。

115.超声引导下胸腔引流术术前指导患者进行呼吸功能锻炼的意义是什么?

术前呼吸功能锻炼可以改善肺功能,提高手术的安全性,从而降低术后并发症的发生率;术后待心率、血压稳定后可进行适当的呼吸锻炼,防止肺部发生感染,并且能够促进肺复张。指导患者行深呼吸、有效咳嗽、吹气球等呼吸功能锻炼,可以促进肺复张,缩小脓腔范围,并通过肺的运动,在排出胸膜腔中脓液的同时还可使脏层胸膜上的脓痂脱落,减轻脏层胸膜纤维化的概率,有利于肺复张及脓腔消失。

116.超声引导下胸腔引流术术后拔管指征有哪些?

胸腔积液患者经胸部超声或胸部 CT 检查,胸膜腔少量或无积液,连续 2～3 天引流量＜100ml,胸部临床症状改善即可拔管。当气胸患者症状缓解或消失,肺呼吸音恢复,水封瓶无气泡溢出时,用一次性无菌注射器抽气,若抽不到气体,经 X 线胸片或胸CT 检查,确认肺完全复张后拔管。

117.超声引导下胸腔引流术术后有哪些饮食指导?

指导患者进食富含蛋白质、高热量、高维生素易消化的饮食,多食用新鲜的水果和蔬菜,可静脉输入血浆、白蛋白,以防止低蛋白血症所致的胸腔渗出液增加,延长胸管留置时间。

118.超声引导下胸腔引流术术后可能产生哪些并发症?

(1)疼痛;(2)管腔堵塞;(3)复张性肺水肿;(4)引流管脱出;(5)切口感染;(6)皮下气肿后发生气胸。

119.超声引导下胸腔引流术术后疼痛应如何处理?

应观察患者胸痛的程度,在置管操作时用 2％利多卡因局部麻醉,把穿刺中的疼痛减轻到最低程度。置管后,护士对患者进行疼痛评估,确定疼痛的分级,可指导患者采用放松疗法,音乐疗法,转移注意力等方法,必要时遵医嘱予止痛药,以减轻患者的不适。经上述方法处理后仍疼痛难忍者,可把引流管拔出 1～2cm后重新固定。

120.超声引导下胸腔引流术术后发生引流管管腔堵塞应如何处理？

引流管折叠、扭曲、血块堵塞，引流管开口紧贴胸壁。护理时应注意妥善固定引流管，防折叠和扭曲，疑有堵管时以离心方向挤捏粗引流管，或用生理盐水冲洗，仍无法解决的，只能拔除和重置引流管。

121.超声引导下胸腔引流术后应如何预防复张性肺水肿？

部分复张性肺水肿是可以预防的，具体方法为：在进行胸腔闭式引流期间，控制积液及积气排出的量，引流的第一个小时不超过1000ml，年老体弱者不超过800ml；或每引流200ml即夹管1小时，使整个萎陷肺复张至少在数小时以上。

122.复张性肺水肿的症状有哪些？

复张性肺水肿是指由于各种原因包括胸腔积液、积气所导致肺萎陷后，在肺复张时或复张后24小时内发生的急性肺水肿。其主要症状为频繁咳嗽，咳大量白色黏液痰或粉红色泡沫样痰，呼吸浅促、胸闷、烦躁不安，血氧饱和度急剧下降，大汗淋漓，心率增快等。一般认为，肺萎陷以上，肺大部分或完全萎陷，肺复张过快易发生复张性肺水肿。采取合理的胸腔闭式引流护理措施。

123.超声引导下胸腔引流术术后引流管滑脱应如何处理？

引流管脱出可造成胸腔闭式引流失败，严重者可引起气胸。患者变动体位用力过猛，引流管受牵拉而脱出。护理时应注意引流管近心端应先在皮肤表面摆成"S"形再粘贴透明敷料，并叮嘱患者变换体位时动作缓慢，特别是穿脱衣服、起床、倾倒胸腔积液时严加防护，同时用手固定引流管。

124.超声引导下胸腔引流术术后切口感染应如何处理？

多见于粗管引流切口大,置管操作时无菌观念不强,或置管时间过长换药不及时造成。观察置管伤口有无红、肿及分泌物,置管期间如有渗液浸湿敷料应及时换药处理,无渗液的伤口一般隔天换药处理。

125.超声引导下胸腔引流术术后出现皮下气肿应如何处理?

因置管引流切口大,引流管阻塞或滑出胸腔,患者剧烈咳嗽致胸内压急剧增高,使胸腔内空气沿引流管进入皮下;护士应注意观察引流管周围皮肤,有无肿胀、触之有无捻发音等,如发现皮下气肿应及时通知医生并标记范围;轻微的皮下气肿不必处理,可自行吸收,严重的皮下气肿需切开皮肤排气,减轻呼吸困难及疼痛。

126.超声引导下胸腔引流术后拔除引流管导致气胸时应如何处理?

拔除胸腔闭式引流后如出现胸痛、呼吸困难,立即通知医生予以 X 线检查证实是否为气胸;发生气胸给予胸穿抽气或重置管闭式引流。拔管操作时应嘱患者先深吸气后屏气,医生持管向同侧下后方迅速拔出,拔管后用凡士林纱布覆盖切口,再用宽胶布加压密封,粗管拔管后必要时局部缝合处理;嘱患者勿剧烈运动及患侧上肢活动幅度避免过大,防空气经穿刺口或切口进入胸腔引起气胸。

127.超声引导下胸腔引流术后应对患者做哪些健康指导?

(1)患者出院时护理人员要告知患者复查的时间以及重要性。

(2)指导患者的饮食,主要以高蛋白、高热量、高维生素的饮食补充营养,加强营养。给予丰富的新鲜水果和富含纤维素的蔬菜,同时给予牛奶、瘦肉、豆制品等含蛋白质丰富的食物,粗粮细粮合理搭配,忌食辛辣食物为宜。

(3)保持呼吸道通畅,注意休息。坚持锻炼,嘱患者深呼吸,有效地咳嗽,戒烟酒。

(4)指导携带引流管出院患者居家管路护理,注意防止脱管发生。

(5)复查:定期回院复查,分别于术后第2周、第4周及第3个月时回院复查。

128.甲状腺肿瘤除手术切除外,还有哪些治疗方法?

手术切除是各型甲状腺癌的基本治疗方式。开放性手术几乎可以治疗所有甲状腺结,但是存在术野创伤较大和术后残存腺体内结节复发率较高的缺陷;有研究表明,结节性甲状腺肿部分切除术后复发率为3%～17%,且甲状腺结节以多发为主,彼此间大小悬殊,位置也较多分散,开放性外科手术很难将微小结节切除,射频消融(RFA)、激光消融(LA)与微波消融(MWA)、无水乙醇化学消融等局部微创治疗方法开启了甲状腺良性肿瘤微创治疗模式,可用于治疗甲状腺良性肿瘤及甲状腺恶性肿瘤复发转移病灶(尚不用治疗甲状腺原发恶性肿瘤),具有疗效确切、安全及不影响美观等优势。

129.甲状腺肿瘤消融治疗的适应证有哪些?

(1)患者存在主观症状(颈部不适或疼痛,呼吸、吞吐困难等)或者结节较大影响美观,手术风险大或拒绝手术。

(2)对于失去再次手术、放疗或化疗机会的晚期甲状腺复发肿瘤患者,可以通过消融毁损病灶达到减瘤目的,从而改善患者生活质量,延长生存期。

130.甲状腺肿瘤消融治疗的禁忌证有哪些？

对于有严重出血倾向、结节位置深穿刺不易到达或穿刺部位难免损伤邻近脏器及大血管、合并有严重疾病者应禁忌穿刺消融治疗。

131.甲状腺肿瘤消融治疗前应对患者进行哪些指导？

(1)局麻患者告知其手术过程中保持体位的重要性,确保进针路径与肿瘤位置关系相对一致。

(2)同时还应告知患者手术大概需要的时间、手术体位等,以取得患者的理解、合作。

(3)吸烟患者应指导其戒烟,防止上呼吸道感染。

132.甲状腺肿瘤消融治疗前的准备工作有哪些？

患者准备:

(1)影像资料准备:告知患者需将 2 周内行增强 CT 或增强 MRI 检查影像资料准备齐全,便于手术医生掌握肿瘤位置、大小、数目、形状,与大血管及组织的关系,指导进针路径。

(2)胃肠道准备:患者术前一日晚餐不进固体或难消化食物;手术当日应根据手术情况禁食、术前 12 小时禁饮食、术前 4 小时禁水。

(3)皮肤准备:术前一日洗澡或清洁穿刺区域皮肤;男患者剃除颜面胡须。

(4)术前去除义齿,摘除金属饰物;术前排空膀胱。

家属准备:

(1)告知患者家属(被委托人)手术当日提前到病房,需签署手术知情同意书;

(2)确保患者住院押金足够;

（3）鼓励患者家属术后陪伴，让他们在陪伴亲人时配合护士做好患者的心理护理，减轻患者的心理压力。

病房护士准备：

（1）协助完善各项化验及常规检查：术前进行血、尿、大便常规，肝、肾功能，凝血功能，肿瘤标志物，血型检查和感染筛查，心电图、X线胸片等检查；

（2）根据穿刺点、进针路径协助患者手术区域皮肤准备，并检查有无皮肤破损及感染；

（3）手术前晚及手术当日进行口腔准备，指导患者使用醋酸氯己定漱口液漱口；

（4）手术当日行碘过敏试验；选择左上肢中心静脉留置针穿刺，建立静脉通道；

（5）测量生命体征，如有异常及时汇报医师；

（6）护送患者赴消融治疗室，与手术室护士进行交接。

133.甲状腺肿瘤消融术后常规护理措施有哪些？

（1）卧位护理：患者回病房后取去枕平卧位，麻醉清醒和血压平稳后取半坐卧位，24小时后可下床活动。

（2）生命体征观察：责任护士按护理常规或医嘱监测生命体征，护理记录单详细、及时、准确地记录；患者术后返回病房即给予心电监护，严密观察生命体征及血氧饱和度情况，术后2～5天多数出现发热（一般在38～39℃），告知患者与术后肿瘤病灶炎症、坏死吸收有关，如果持续体温不退超过38.5℃以上，应给予物理降温或药物降温。

（3）饮食指导：①术后常规禁食水4小时；4小时后可进水，鼓励患者多饮水，促进术中造影剂的排泄，减少对肾脏的损害。

②6 小时后病情稳定可改为半流质饮食,24 小时后恢复正常;邻近食管的肿瘤消融治疗后应根据情况适当延长进食时间。③促进组织修复及全身健康的恢复,应针对患者情况给予进食指导:基于患者食欲下降的特点,护士应和家属以及营养师共同商量患者的饮食,饮食宜富含营养,要提供足够的蛋白质和维生素;食物宜多样化,易消化,避免吃油腻的食物,并注意色、香、味、形,以增进患者食欲,少量多餐;禁烟酒,忌辛辣刺激、油炸、烟熏、腌腊类食品,并发感染时禁食狗肉、羊肉等热性食品;在患者自己感觉良好有食欲时可尽量多吃一些,不必给予过多限制,不要勉强吃自己不喜欢的食物,以免引起恶心、呕吐。如术后局部肿胀明显,可采用全流食 2 周左右,待局部情况改善能够自行进食后改为半流食至普食;根据患者的爱好及饮食习惯给予营养丰富易吸收的饮食。

(4)术后 3 天内进行甲状腺功能等常规检查。

134.甲状腺肿瘤消融术后如何进行饮食指导?

(1)术后常规禁食水 4 小时;4 小时后可进水,鼓励患者多饮水,促进术中造影剂的排泄,减少对肾脏的损害。

(2)6 小时后病情稳定可改为半流质饮食,24 小时后恢复正常;邻近食管的肿瘤消融治疗后应根据情况适当延长进食时间。

(3)促进组织修复及全身健康的恢复,应针对患者情况给予进食指导;基于患者食欲下降的特点,护士应和家属以及营养师共同商量患者的饮食,饮食宜富含营养,要提供足够的蛋白质和维生素;食物宜多样化,易消化,避免吃油腻的食物,并注意色、香、味、形,以增进患者食欲,少量多餐;禁烟酒,忌辛辣刺激、油炸、烟熏、腌腊类食品,并发感染时禁食狗肉、羊肉等热性食品;在患者自己感觉良好有食欲时可尽量多吃一些,不必给予过多限制,不勉强吃自己不喜欢的食物,以免引起恶心、呕吐。如术后局部肿胀明显,可采用全流食2周左右,待局部情况改善能够自行进食后改为半流食至普食;根据患者的爱好及饮食习惯给予营养丰富、易吸收的饮食。

135.甲状腺肿瘤消融术后常见并发症如何护理?

(1)呼吸困难和窒息:术后呼吸困难和窒息是最严重的并发症,多发生于术后48小时内。

①护士在巡视患者时应严密观察患者的呼吸、脉搏、血压及消融部位渗血情况,若发现患者有颈部紧压感、呼吸困难、烦躁、发绀等,应立即给予氧气吸入并通知医生,积极配合抢救。②对于血肿引起压迫的及时清除血肿;喉头水肿引起的迅速遵医嘱应用大剂量激素。③经处理后患者呼吸仍无改善,应果断行气管切开和吸氧;必要时送手术室做进一步检查、止血和其他处理。

(2)喉返神经和喉上神经损伤:密切观察患者有无声音嘶哑、饮水呛咳等现象。如出现上述症状应关心安慰患者,告诉患者这些现象多为暂时性,可以通过理疗等处理后自行恢复。发生误咽和呛咳时指导患者坐起进食,并鼓励其进半流质或固体类食物。

(3)手足抽搐:手足抽搐多发生于术后1～3天,患者自觉面部、口唇周围和手、足针刺感、麻木或强直感;重者可出现面肌和手足阵发性疼痛性痉挛或手足抽搐,甚至可发生喉和膈肌痉挛而引起窒息死亡。①安慰患者,消除其紧张心情,保持环境安静,避免不良的刺激诱发抽搐。②指导患者饮食要适当控制、限制含磷较高的食物,如牛奶、瘦肉、蛋黄、鱼类等。③症状轻者可口服葡萄糖酸钙;症状较重或长期不能恢复者可加服维生素 D_3,以促进钙在肠道内的吸收,以提高血中钙含量,从而降低神经肌肉的应激性。④抽搐发作时,立即用压舌板或匙柄于上下磨牙间,以防咬伤舌头;并遵医嘱静脉注射 10% 葡萄糖酸钙或氯化钙 $10\sim20$ml。

(4)甲状腺危象:临床表现为术后 $12\sim36$ 小时内。患者突然出现高热、脉快而弱、大汗、烦躁不安、谵妄甚至昏迷,常伴有呕吐、腹泻。应立即给予患者降温、吸氧,静脉输入大量葡萄糖溶液,口服或静脉滴注碘剂、氢化可的松,使用镇静剂等。

136.甲状腺肿瘤消融术后有哪些出院指导?

随访术后 1 个月复查甲状腺功能、甲状腺组织自身抗体及增强 CT 或增强 MRI,术后 3 个月、6 个月、1 年随访上述检查项目。

第七章 PICC

1.什么是 PICC?

PICC 是经外周静脉(上肢贵要静脉、肘正中静脉、头静脉、肱静脉、颈外静脉等)穿刺置入,导管尖端位于上腔静脉或下腔静脉的导管。导管质地最为软弱,在人体静脉内最长保留时间可为一年。PICC 导管是长期输液及静脉化疗患者首选的静脉通路。PICC 导管极大地减少了频繁静脉穿刺给患者带来的痛苦,导管置入后不易脱出体外,输液时患者变换体位不影响液体流速,极大地减少了患者因长期持续一个体位导致的身体麻木不适。还可避免在输注化疗药物时化疗药物外渗导致皮肤受损,可由护士在床旁置管,避免了行动不便的患者的挪动。PICC 导管置入后需拍摄 X 线来确认导管尖端位置,PICC 导管尖端位于上腔静脉才能按中心静脉导管使用,否则只能按外周血管通路器材使用。

2.PICC 适用人群有哪些?

(1)需要长期输液的患者。

(2)外周静脉不易穿刺或缺乏外周静脉通路倾向的患者。

(3)要输注高渗液体、黏稠液体或发疱剂等液体的患者,如脂肪乳、甘露醇、肠外营养液等。

(4)需要输注刺激性药物的患者,如化疗药等。

(5)需要反复输血或血制品的患者。

（6）有锁骨下静脉或颈内静脉插管禁忌证的患者。

（7）放置中心静脉导管风险较高或失败时。

（8）不宜保留静脉通路的危重症患者。

（9）也可用于新生儿及早产儿。

3.PICC 导管置管部位的选择有哪些？

常见部位为肘关节上、肘关节下，颈部置管较少见；新生儿可选择下肢或耳后。临床上多建议选择肘关节上置管。选择肘关节上置管而非肘关节下的原因有：置管相对于肘关节下置管路径更短，避开了关节处，易于固定，肘关节上静脉相对粗直，血流速度也更快，发生静脉炎及血栓的几率相对较小。常规选择肘关节上下 2～5cm，右侧上肢优于左侧上肢，肘关节上优于肘关节下穿刺，或选择非惯用手臂。

4.如何选择穿刺的血管？

（1）贵要静脉：PICC 置管首选静脉，血管粗直、静脉瓣少；当手臂与躯干垂直时，途经腋静脉、锁骨下静脉、无名静脉、汇入上腔静脉，是最短的血管途径。

（2）肱静脉：PICC 置管次选静脉，血管粗直，但个体差异较大，静脉瓣较多，易损伤淋巴系统或神经系统；理想情况下汇入贵要静脉，但也有部分汇入头静脉。

（3）头静脉：第三选择静脉，血管前粗后细，高低起伏不定，在锁骨下方汇入腋静脉。进入腋静脉处有较大角度，可能有分支与颈静脉或锁骨下静脉相连，易导致送管困难或导管反折进入腋静脉或颈静脉。

（4）新生儿、儿童还可选择头、颈部和下肢的静脉。

（5）尽量避免在接受乳腺癌手术和（或）腋窝淋巴结清扫、接受放射治疗的患侧上肢置管。

5.PICC 导管置入过程中可能出现的情况

(1)多次穿刺或穿刺失败。

(2)误入动脉,发生血肿。

(3)神经损伤。

(4)导管夹闭。

(5)导管异位。

(6)空气栓塞。

(7)心律失常甚至心搏骤停。

(8)未能预见的其他情况。

6.使用过程中可能出现的情况

(1)局部渗血、渗液、疼痛。

(2)静脉炎。

(3)局部或全身感染、败血症。

(4)静脉血栓。

(5)静脉形成血栓导致肺栓塞。

(6)手臂肿胀。

(7)不能耐受置入材料。

(8)导管堵塞。

(9)导管滑脱。

(10)皮肤过敏。

(11)导管破损、断裂。

(12)未能预见的其他情况。

7.患者 PICC 置管前有哪些准备?

(1)患者置管前应做好皮肤准备,温水清洗上肢,更换清洁、袖口宽松的衣服。

（2）签署 PICC 知情同意书。

（3）了解 PICC 置管目的及置管中和置管后可能存在的风险。

（4）了解置管过程中该如何配合置管。

（5）了解置管的优点及方法。

8.PICC 置管前健康教育

（1）PICC 导管可减少频繁静脉穿刺带来的痛苦,无需麻醉,导管置入成功后,在无并发症发生的情况下可保留 1 年。

（2）能够避免刺激性药物（如化疗药）对血管的损伤,杜绝刺激性药物外渗造成的皮肤损伤甚至局部坏死。

（3）可用于 7 天以上输液、长期输液、输注化疗药、细胞毒性药物、完全肠外营养液、血制品、外周静脉血管条件差等。

（4）PICC 导管置入术操作方便,由经过专业培训的护士完成。

（5）用通俗易懂的语言向患者解释操作过程及配合方式,指导患者采取平卧位,穿刺侧手臂外展 90°,示范颈内静脉阻断法（头偏向置管侧,下颌贴肩）,让患者模仿学习。

（6）PICC 导管维护经济方便,正常情况下治疗间歇期每 7 天更换无菌敷料、冲洗导管、更换输液接头。

9.置管后当天的注意事项有哪些?

（1）置管完成后穿刺点给予纱布覆盖,并使用弹力绷带加压包扎 2 小时,防止穿刺点渗血。2 小时后及时松开弹力绷带,防止弹力绷带过紧阻断手臂血液循环。护士及患者应及时观察弹力绷带松紧情况及置管肢体有无肿胀情况。

（2）PICC 导管置入成功后,患者需到放射科行 X 线检查确定导管尖端位置。

(3)观察穿刺点渗血情况,出血大于敷料的 1/2 或更多时应及时更换敷料,正常情况下 PICC 置管后需 24 小时需更换无菌敷料。

(4)从穿刺当天起就要加强全身和局部肢体的活动。

10.PICC 置管后的健康教育有哪些?

(1)置管侧上肢 24 小时内手臂不能过度用力,避免穿刺点出血,但应做适当手腕、手指活动,如握拳,以促进血液循环。

(2)置管 48 小时后可从事一般性日常工作及家务劳动,如梳头、刷牙、吃饭、洗菜、洗碗、扫地、如厕、上网等。应控制活动幅度,活动幅度不宜过大。要避免使用导管侧手臂提重物。

(3)穿刺点 3 天内有少量出血是正常的,可以局部加压止血,及时更换无菌敷料。

(4)携带 PICC 导管可以淋浴,但不可以盆浴、不可以泡浴、不可以游泳。淋浴前、用保鲜膜在置管处缠绕 3 圈以上包裹严密,至少穿刺点上下各 10 厘米,周边用胶带贴紧。冬天洗澡水汽多,可先包裹清洁干燥毛巾再包裹保鲜膜。淋浴后检查敷料内有无浸湿,如有浸湿应立即更换敷料。

(5)置管侧手臂不宜做肩关节大幅度甩手运动、不宜打乒乓球和打网球、不宜做引体向上和托举哑铃等持重锻炼,避免置管侧手臂提重物(建议负重不超过 3 公斤),以免导管移位。

(6)置管后干燥,不要擅自撕下无菌敷料,贴膜有卷曲、松动,贴膜潮湿时,及时请护士更换。

(7)为了避免不必要的损伤,一般情况下,不建议在置管侧手臂测量血压,以免因压力过大损伤导管或造成导管堵塞。

(8)睡觉时避免长时间压迫置管侧肢体,以免血流缓慢,引起导管堵塞。

(9)不可抓捏置管侧手臂,以免引起导管移位。

(10)非耐高压 PICC 导管不能使用高压注射泵推注造影剂,以免导管损伤或破裂。

(11)应记住导管置入刻度,导管维护时需携带《导管维护手册》,以方便护士判断导管有无脱入或脱出。

(12)携带 PICC 导管时应选择衣袖不要过紧的衣服,可用丝袜或网套做成袖套套住导管,减少导管对穿脱衣袖的影响。穿衣时先穿置管侧,再穿非置管侧。

(13)如发现导管破损,请保持导管固定并及时告知医护人员。如导管断裂,请按住近心端残留导管或上方部位,立即呼叫医护人员进行处理。

11.置管后需填写的相关文书有哪些?

(1)PICC 置管相关资料:填写置管知情同意书、PICC 维护手册、护理评估记录单等。

(2)PICC 维护手册:告知患者妥善保存,每次维护时需出示此手册,每次维护后护士要及时在维护手册上记录。记录的内容包括:维护时间、臂围、置管长度、外露刻度、穿刺点情况、有无冲封管、有无更换接头、并发症的处理及护士签名。

(3)置管患者病历档案。

12.PICC 维护时的手法及注意事项有哪些?

(1)揭取贴膜时,应注意揭取贴膜的方向。应沿外露导管尾端向穿刺点方向进行,采用无张力揭膜法(即先松开贴膜边缘,用另外一只手循着胶布移除方向按住被牵拉的皮肤,即绷紧皮肤,顺着毛发的方向 0 度或 180 度即可水平伸拉撕除贴膜)。避免双手由上向下的方向揭取,以免将体内导管带出体外。

(2)在进行 PICC 维护时,使用专用护理包。

(3)选择合适的消毒剂,如:2%葡萄糖醋酸氯己定乙醇溶液、有效碘浓度不低于 0.5%的碘伏或 2%碘酊溶液及 75%酒精。在使用时应注意以下几点:

①询问患者有无消毒剂过敏史,特别是酒精。

②使用酒精消毒皮肤时,要避开穿刺点,避免引起疼痛及静脉炎。

③由内向外消毒皮肤,清洁消毒时,如皮肤上有敷料及胶布痕迹应在此处停留片刻,浸润后擦拭消毒,将痕迹清理干净,注意擦拭力度适宜。

④消毒时以穿刺点为中心进行消毒擦拭,按顺逆顺的方向来回擦拭消毒三遍(即顺时针一遍再反过来逆时针一遍再顺时针一遍),等待消毒液自然干燥,切勿拿干棉棒或干纱布去擦拭吸取未干消毒液,或拿手或其他物品煽干。临床上常用无缝隙消毒皮肤,一圈压一圈,勿留空隙,确保消毒到位。穿刺点有结痂时,勿用力去除痂皮,以免造成穿刺点再次出血。

(4)无菌操作时,严格无菌操作及注意手卫生,消毒接头与导管连接口时要使用无菌棉片反复擦拭接口的横切面及外围 15 秒。

(5)粘贴透明敷料时需应无张力粘贴,张力性贴膜会导致患者皮肤紧绷不适且皮肤处于长时间牵拉状态时会给皮肤造成损伤。在粘贴及揭取透明敷料时应注意查看 PICC 导管的刻度,避免在操作时将体内导管带出,影响体内导管的尖端位置,造成隐患。

(6)PICC 导管每次维护时应注意更换导管位置,不建议放在原位,因长时间放在同一位置,易造成导管下皮肤的压力性损伤。

(7)更换新的输液接头时,新的输液接头应常规排气后连接导管。

13.PICC 并发症的预防及处理措施有哪些?

(1)穿刺点渗血:置管后穿刺点处及时用藻酸盐或无菌纱布覆盖在穿刺点上压迫止血或吸收渗血、渗液。渗血过多时可再次使用弹力绷带加压包扎,但注意不要包扎过紧,以免引起血液循环障碍。

(2)机械性静脉炎:

①可使用喜辽妥软膏促进正常结缔组织的再生,并且具有抗炎作用。自置管之日起开始涂抹药膏,涂擦前建议热敷,每天2～3 次,持续 7 天。

②50％硫酸镁溶液湿敷:硫酸镁溶液的高渗透性具有迅速消退局部炎性水肿的作用。

③75％酒精湿敷:具有局部麻醉、镇痛的功效,可减轻疼痛症状,增加患者舒适感。酒精过敏者忌用。

④水胶体敷料:水胶体敷料具有自黏性好、吸收性佳等优点,粘贴后其可与皮肤局部形成闭合环境,形成低氧张力,加速局部血液循环,同时刺激局部巨噬细胞释放大量内皮细胞生长因子及抗炎因子,有利于血管上皮细胞再生及组织修复,抑制局部炎症反应,降低机械性静脉炎发生率。它的使用方法简单,操作简单,不易污染。

（3）感染：在使用 PICC 导管进行输液时要严格进行无菌操作，在输注完高浓度液体如（脂肪乳）等液体时要及时使用生理盐水冲洗导管。进行导管置入操作的人员操作要熟练、经验要充足，提高穿刺技术。护理人员在进行导管维护时要严格遵守无菌操作。

（4）静脉血栓的形成：在留置 PICC 导管期间应做好患者的健康宣教，告知患者留置导管的手臂可以活动。由于肿瘤患者体内血小板增多，血小板凝聚功能增加，血栓更容易形成，因此医护应定期监测患者血象，给予对症处理。

14.PICC 堵管的类型及原因分别有哪些？

堵管与导管移位、冲封管手法不当及导管冲洗不彻底、患者凝血机制异常等因素有关。临床上 PICC 堵管原因可分为三大类：血栓性堵塞、药物性堵塞、机械性堵塞。

PICC 堵管表现为：给药时有阻力、滴注困难、静脉推注时阻力增大或无法推注，以及回抽时无回血等，导管阻塞也会导致置管部位出现潮红、肿胀、渗液等。临床上，可根据输液速度判断是否发生堵管。① 正常情况：抽取有回血，液体重力滴速 ≥ 80 滴/min；②部分堵塞：抽取有回血，液体滴速 20～50 滴/min；③完全堵塞：抽取无回血和（或）液体滴速 ≤19 滴/min。临床上以 PICC 部分堵塞多见。

15.造成血栓性堵塞的原因有哪些？

（1）患者自身原因：目前普遍认为，肿瘤患者血液系统的高凝状态是造成 PICC 导管堵塞的重要原因。因为癌性促凝物极易诱发血栓形成。当患者合并某些基础疾病时更容易发生导管血栓，诸如原发性高血压、慢性阻塞性肺病等，因为这些基础疾病本身即为血栓形成的诱因。

（2）PICC 导管的长期放置,不仅影响血流微循环还会对血管造成损伤。

（3）冲封管手法不正确。

（4）冲封管不及时。

（5）经导管采血后未彻底冲洗导管和更换接头:血液成分附着于导管壁,造成堵塞。

（6）上腔静脉压力增高:若患者频繁咳嗽、恶心呕吐或便秘,可引起上腔静脉压力增高,从而导致血液回流受阻引起导管堵塞。

（7）导管移位:在排除冲封管因素后,患者依旧频繁堵管,应建议患者立即拍摄胸片,确定导管尖端位置,了解有无导管移位。

16.造成药物性堵塞的原因有哪些?

（1）静脉输注两种或两种以上药物时,如果有配伍禁忌,药物之间可相互作用产生积物,导致管道变窄阻塞。如,脂肪乳和肝素结合后,因药物黏度高、分子颗粒大,易形成沉淀物。

（2）输注的药物浓度过高产生结晶,如,长期输注高营养、高渗性、高 pH 值、高刺激性药物。

（3）输注血液及血制品等,在导管内不易冲洗干净,造成导管堵塞。

17.造成机械性堵塞的原因有哪些?

（1）导管体位部分打折、肢体活动过度。

（2）静脉痉挛、输注较冷的液体、输液袋走空压力发生变化导致堵管。

（3）输液接头松动、脱落等。

18.如何预防 PICC 导管堵塞？

(1)护理人员方面：开展 PICC 置管及导管护理的相关培训；采用正确的冲管、封管技术；掌握药物配伍禁忌；使用精密输液器。

(2)PICC 导管选择：选择适当材料尖端设计合理的 PICC 导管，并根据患者情况选择恰当的导管型号及置管位置。

(3)患者个体因素：置管前详细询问患者病史（如有上腔静脉压迫或有血栓史的患者），做好置管后宣教。

(4)药物：为预防血栓形成，必要时可选用适当的抗凝剂。

(5)PICC 导管的观察与维护：观察导管通畅情况，防止导管折叠、扭曲，导管的固定，合理选择封管液。

19.PICC 导管堵塞后应如何护理？

(1)肝素溶栓法：一旦发生导管堵塞，应及时查找原因，并采取相应的处理措施。首先应排除管道打折、扭曲、受压移位等相关因素。其次，出现输液不畅时，此时导管并未完全堵塞，可先用 10ml 注射器轻轻回抽，尽可能将血凝块从导管中抽出，完成此步骤后再用肝素稀释液进行脉冲式冲管，同时切忌用力推注，以防血栓脱落导致其他脏器栓塞。如抽不出回血，则注入 0.5～1.0ml 肝素溶液，夹管 20min 后进行溶栓，复通后再进行回抽血及封管处理。

(2)尿激酶溶栓法：如肝素通管失败或导管完全堵塞，可采用尿激酶进行负压溶栓。在确认导管堵塞后立即溶栓，取下输液接头，严格消毒 PICC 导管接头，将三通管预冲尿激酶稀释液后连接 PICC 导管。溶栓时，尿激酶稀释液会因负压进入 PICC 导管，关闭三通管导管侧 15min 后，用空注射器从侧端通路回抽，若无回血,可重复上述动作。如此反复多次,见回血后继续抽 3～5ml 血液并弃去,随后用肝素钠稀释液正压封管。切忌导管未通前用力推注液体,以免将血栓推入血管。上述操作反复多次后,若导管仍堵塞,则应及时拔管。

20.PICC 导管断裂的原因有哪些?

(1)置管过程中操作不当:在置管过程中违规操作破坏导管结构等。

(2)使用维护不当:长期高压冲管或遇阻力时暴力冲管;对非耐高压导管使用了高压注射器进行了加压注射;拔管困难时暴力拔管导致导管断裂在体内或体外。

(3)患者因素:不合作或意识不清的患者。

21.PICC 导管断裂的预防措施有哪些?

(1)置管前:严格遵守置管操作流程;注意导管有效期及使用有效期。

(2)置管中:勿违规操作,损坏导管。

(3)维护:冲洗导管时若发现有阻力,不可强行暴力冲管;不可将胶布直接粘贴在导管上,以免造成导管的老化和破损。

(4)拔管:导管一旦到达使用期限应及时拔管,要告知患者如不及时拔管,可能会存在导管材质老化,发生体内断裂的危险。如果导管拔出一定长度后受阻,可指导患者放松或热敷后再拔;如依旧存在阻力,可暂时固定导管,指导患者休息,热敷上肢,次日再拔;如仍困难请血管外科医生处置。

22.拔除 PICC 导管有哪些风险?

(1)拔管困难,通过多种方法处理仍不能拔除的,需要进一步做血管超声、X 线、介入等检查确认原因,严重者需手术取管。

(2)PICC 导管在拔除过程中可能出现导管断裂,需要手术取管。

(3)拔管过程中可能发生 PICC 导管附着的血栓脱落,造成重要脏器栓塞,如肺栓塞等,危及生命。

(4)其他难以预料的并发症。

23.PICC 导管异位/移位调整有哪些风险?

(1)调整过程中穿刺点出血,穿刺部位血肿等。

(2)可能出现局部或全身感染。

(3)术后血栓形成。

(4)PICC 导管由于各种原因无法安放至理想的位置。

(5)调整过程中 PICC 导管断裂,血栓脱落,异位栓塞等,导致器官组织的缺血、坏死。

(6)难以预料的其他可能。

24.拔除 PICC 导管健康宣教内容有哪些?

(1)拔除 PICC 导管的过程很短,通常这个过程不会有任何的感觉,不会有痛觉。

(2)静脉导管拔除后,用四指按压穿刺点直至不出血为止,按压力度适中,切勿在按压处来回揉动。

(3)静脉导管拔除后需平卧或安静休息至少 30 分钟,24 小时内不做剧烈活动,以免出血。

(4)静脉导管拔除 3 天后,穿刺点无出血等异常情况方可揭除敷料。

(5)穿刺点愈合后可接触水,但应避免用力揉搓。

25.PICC 导管意外脱管的原因有哪些?

(1)PICC 导管固定不妥:

①消毒液未充分待干就覆盖贴膜,导致贴膜固定不牢。

②洗澡时贴膜进水,出汗多,导致贴膜潮湿不易固定,导管随身体活动而脱出。

③贴膜内纱布过大,固定欠妥,或贴膜过小,无法完全覆盖导管。

④进行预处理时,药膏多半是油剂,和贴膜接触后导致贴膜松散。

⑤采用纱布固定 PICC 导管。

(2)患者的因素:

①患者意识障碍,生理、心理、行为功能以及感知能力均减退,烦躁时撕扯导管。小儿患者,不合作也是导管容易脱出的原因。

②穿衣、睡觉时无意识地拉扯,输液治疗中牵拉输液管的同时牵拉 PICC 导管,导致导管脱出。

③保留体外导管部分过长,外露过多,增加了导管脱出的危险。

④患者活动过于频繁,剧烈活动。

(3)操作失误:

①更换敷料时,因操作不慎,带出 PICC 导管。

②未经过专业培训的护理人员,错误地认为 PICC 等同于留置针,将导管拔出。

26.如何预防 PICC 导管意外脱出?

(1)加强置管前宣教:指导患者如何进行穿衣脱衣、洗澡时如何保护导管不被浸湿,消除患者的担忧并积极配合。

(2)PICC 置管术后在穿刺点局部选用藻酸盐敷料或选用至

少 4～6 层的无菌纱布吸收渗血时要防止 PICC 意外脱出。

(3)治疗期间应详细讲解自我维护的方法,意外脱管发生的原因和处置流程。对于脱管发生的高危人群建议使用思乐扣固定,防止脱管。

(4)导管固定装置的固定与使用,可以最大限度地减少连接处导管的移动,并预防导管脱落及连接失败。在使用固定装置时,必须要先进行操作护士的培训,这是至关重要的环节。在没有进行操作护士培训的前提下,使用固定装置,可能增加导管意外脱出的几率。

(5)做好纱布固定导管时的防护工作。强调纱布固定时的脱管风险,引起患者和护士的重视。严格交接班,剪口纱布交叉锁定固定。尽量避免完全使用纱布固定导管。带管回家的患者不建议使用纱布固定导管。

(6)加强培训,规范操作提高操作水平。无菌贴膜每周更换 1～2 次,渗血或渗液多时应及时更换;避免输液管牵扯而导致导管的脱出;维护操作的前、中、后都必须观察导管的外露长度,发现问题及时处理。

(7)落实健康宣教。增加依从性,减少意外发生。做好导管固定。

27.PICC 导管脱管该如何处理?

(1)PICC 导管脱出 3～5cm 时,了解置管时导管尖端位置,评估导管脱出的长度,根据专科护士的评判进行导管的修剪,与患者交代清楚,再次拍片确定导管尖端位置后再使用。

(2)PICC 导管脱出 10～15cm 时,修剪后的导管尖端位置不在上腔静脉,仅仅只能作为中等长度导管使用。酌情保留导管。

（3）PICC 导管完全脱出时,处理好穿刺点,防止感染和空气栓塞。

第八章 输液港

1.什么是植入式输液港(PORT)？

植入式输液港又称植入式中央静脉导管系统,简称输液港,是一种完全植入人体内闭合静脉输液系统,可用于长期输注高浓度化疗药物、完全肠外营养液、血制品及血样的采集等。该系统应用无损伤针经皮肤刺入封闭的注射座,形成输液通路。输液港有两种类型,一种导管头端存有瓣膜,另一种是头端开放的无瓣膜导管。因其操作步骤少,损伤性小,维护少,增加了患者活动的自由度而优于外周静脉导管。当输液港不使用时,从外观看皮肤上只有一个小突起。

2.植入式静脉输液港(IVAP)的临床应用有哪些？

静脉输液、静脉采血、肠外营养,以及相关药物静脉注射等。

3.植入式静脉输液港(IVAP)临床应用的优势有哪些？

(1)避免患者反复穿刺带来的痛苦。

(2)治疗给药途径安全、方便、快捷。

(3)保护外周血管。

(4)提高护士的工作质量。

(5)提高患者的治疗质量。

(6)日常活动限制最小。

(7)使用期间或者治疗间歇期维护频次少。

(8)血管并发症少、局部感染和导管移位发生率低。

4.植入式静脉输液港(IVAP)选择的中心静脉有哪些?

颈内静脉、颈外静脉、锁骨下静脉、贵要静脉、肘正中静脉、股静脉。

5.植入式静脉输液港(IVAP)的适应证有哪些?

(1)需要长期或者重复静脉给药。

(2)每天需多次抽血、输血及输注血制品、营养药、抗生素等高渗性或黏稠度较高的药物。

(3)完全胃肠外营养。

(4)化疗药的输注。

(5)造影剂输注。

6.植入式静脉输液港(IVAP)的禁忌证有哪些?

(1)不能耐受手术。

(2)出现或者可疑设备相关感染、菌血症或者脓毒症。

(3)患者体形太小,不适于容纳任意规格的 TIAP 设备。

(4)患者已知或者可疑对导管材料过敏。

(5)合并严重慢性阻塞性肺疾病。

(6)预期插入部位有放射治疗史。

(7)预期放置部位皮肤过敏及既往有血栓形成或血管外科手术史。

(8)局部软组织因素影响设备的稳定性或者放置。

(9)有精神疾病或者精神疾病史。

(10)妊娠期、哺乳期患者。

7.植入式静脉输液港(IVAP)导管的型号及型号的选择有哪些?

导管的型号有 4.5F、5F、6.5F、7.5F,成人胸壁输液港、股静脉输液港一般选择 6.5F,手臂港一般选择 4.5F、5.5F,儿童选择 4.5F。

8.植入式静脉输液港(IVAP)的种类有哪些?

耐高压输液港、三向瓣膜输液港、螺旋连接系统输液港、环氧树脂/钛腔输液港、微小尺寸输液港(儿童型/上臂型)、双腔型输液港、侧开口型输液港。

9.植入式静脉输液港(IVAP)结构有哪些?

硅胶隔膜、导管、药盒、连接环、缝合孔。

10.植入式静脉输液港(IVAP)硅胶导管的优点和缺点有哪些?

优点:导管摩擦阻力小、导管柔软、生物相容性高、可以抵御潮湿环境及化学物品的腐蚀。

缺点:导管柔软,偶有需要导丝进行置管;有输液压力有要求;较聚氨酯材质相比,易断裂。

11.植入式静脉输液港(IVAP)术后如何护理?

(1)伤口护理:穿刺后冰袋局部压迫止血,密切观察植入部位有无肿胀、血肿、感染、渗血、渗液等,24～48 小时内进行伤口敷料的消毒更换,保持伤口周围皮肤的清洁干燥。上臂输液港、股静脉输液港 10～14 天拆线,胸壁输液港 7～10 天拆线。置管侧避免剧烈运动,防治伤口裂开,24 小时后可以做主动活动,预防血栓;避免淋浴。

(2)导管护理:输液、输血、输注营养液、采血、注射前抽回血,确定导管通畅,输液、输血、输注营养液、采血、注射后使用 20ml 生理盐水脉冲式冲管,防止堵管。一次性蝶翼无损伤针 1 周更换一次,间歇期 4 周冲一次管。

(3)防止感染:护理穿刺更换无损伤针时,严格遵循无菌原则,消毒双手,戴口罩,打开无菌护理包,建立最大屏障的无菌区域,将无菌物品按照无菌原则打开放入护理包无菌区,戴无菌手套,以注射座穿刺点为中心,先用 75% 酒精采用顺—逆—顺的消毒方式由内向外螺旋消毒,再用碘伏棉球以同样的方式消毒三遍,范围为 10~15cm,用非主力手的拇指、食指和中指固定注射港座,主力手持无损伤针,自三指中心进行垂直穿刺,穿过隔膜,直达储液槽底部,抽回血,回血较慢者,可以停留 20 秒左右再抽回血,确认导管通畅,用 20ml 生理盐水脉冲式冲管,接无菌输液接头,无损伤针下方垫无菌方纱,防治损伤皮肤,用 10×12cm 的 3M 透明膜覆盖。

(4)无损伤针的拔出:消毒双手,戴口罩,用 20ml 生理盐水脉冲式正压封管,撕去输液港贴膜敷料,观察局部皮肤有无异常,戴无菌手套,左手固定港座,右手拔出针头,用无菌敷料压迫止血 5 分钟,检查针头是否完整。不出血后用碘伏棉签消毒穿刺点,用输液贴覆盖穿刺点。

13.植入式静脉输液港(IVAP)如何使用?

(1)X 线确定输液港位置正确并记录。

(2)推治疗车至床旁,充分暴露输液港穿刺部位,观察穿刺部位,确定输液港位置。

(3)打开无菌护理包,建立最大屏障的无菌区域,将无菌物品按照无菌原则打开放入护理包无菌区。

(4)右手戴一只无菌手套,持 20ml 无菌注射器抽取 0.9% 氯化钠注射液 20ml,左手再戴另一只无菌手套,连接无损伤针,排气,关闭延长管。

(5)以注射座穿刺点为中心,先用 75％酒精采用顺—逆—顺的消毒方式由内向外螺旋消毒,再用碘伏棉球以同样的方式消毒三遍,范围为 10～15cm。

(6)用非主力手的拇指、食指和中指固定注射港座,主力手持无损伤针,自三指中心进行垂直穿刺,穿过隔膜,直达储液槽底部,抽回血,回血较慢者,可以停留 20 秒左右再抽回血,确认导管通畅。

(7)用 20ml 生理盐水脉冲式冲管,接无菌输液接头,无损伤针下方垫无菌方纱,防治损伤皮肤,固定无损伤针,用 10×12cm 的 3M 透明膜覆盖,注明日期。

14.经植入式静脉输液港(IVAP)静脉输液有哪些注意事项?

静脉输液前,消毒输液接头,抽取 0.9％氯化钠注射液 20ml,与输液接头连接,回抽血,见回血,确认位置后,脉冲式注入 0.9％氯化钠注射液 20ml,连接输液系统,打开输液夹,开始输液港静脉输液。静脉输液结束后常规进行脉冲冲管,正压封管。

15.经植入式静脉输液港(IVAP)静脉注射有哪些注意事项?

静脉注射前,消毒输液接头,抽取 0.9％氯化钠注射液 20ml,与输液接头连接,回抽血,见回血,确认位置后,脉冲式注入 0.9％氯化钠注射液 20ml,更换抽好药液的注射器,缓慢推注药物,完成输液港静脉注射。静脉注射结束后常规进行脉冲冲管,正压封管。

16.经植入式静脉输液港(IVAP)静脉采血有哪些注意事项?

静脉采血前,消毒输液接头,用 10ml 注射器抽出 3～5ml 血液弃去,然后接 20ml 注射器,抽取合适的血标本缓慢注入试管送检,更换输液接头,常规进行脉冲冲管,正压封管,完成输液港静脉采血。

17.植入式静脉输液港(IVAP)术后多久维护?

留置输液港植入术后24～48小时内给予更换穿刺处的敷料以防感染,7～14天后给予拆除输液港周围皮肤的缝线。治疗期间1周更换辅料、无损伤针、输液接头。治疗间歇期4周给予封管。

18.植入式静脉输液港(IVAP)无损伤针更换有哪些注意事项?

(1)严格遵循无菌原则,消毒双手,戴口罩,戴清洁手套,揭去贴膜和敷料,观察周边皮肤情况。

(2)摘去清洁手套,洗手,打开无菌护理包,建立最大屏障的无菌区域,将无菌物品按照无菌原则打开放入护理包无菌区。

(3)戴无菌手套,左手固定港座,右手拔出针头,用无菌敷料压迫止血5分钟,检查针头是否完整。

(4)不出血后用碘伏棉签消毒穿刺点,用输液贴覆盖穿刺点。

(5)连接无损伤针、排气、夹闭延长管。

(6)以注射座穿刺点为中心,先用75％酒精采用顺—逆—顺的消毒方式由内向外螺旋消毒,再用碘伏棉球以同样的方式消毒三遍,范围为10～15cm。

(7)用非主力手的拇指、食指和中指固定注射港座,主力手持无损伤针,自三指中心进行垂直穿刺,穿过隔膜,直达储液槽底部,抽回血,回血较慢者,可以停留20秒左右再抽回血,确认导管通畅。

(8)用20ml生理盐水脉冲式冲管,接无菌输液接头,无损伤针下方垫无菌方纱,防治损伤皮肤,固定无损伤针,用10×12cm的3M透明膜覆盖,注明更换日期。

19.植入式静脉输液港(IVAP)的如何进行冲管、封管?

每次输注结束或输注高黏滞性液体后用不少于10ml的生理盐水冲管封管。抽血输血后用不少于20ml的生理盐水冲管封管。

(1)导管末端开口的导管必须使用10ml或者10ml以上注射器进行冲管、封管。

①使用0.9%氯化钠注射液20ml进行脉冲式冲管。

②肝素盐水(100u/ml)5ml进行正压封管。

③夹闭延长管上的拇指夹,根据需求固定延长管或者拔出无损伤针。

(2)三向瓣膜导管。

使用0.9%氯化钠注射液20ml进行脉冲式冲管,剩余1~2ml边推边夹闭延长管上的拇指夹,根据需求固定延长管或者拔出无损伤针。

20.植入式静脉输液港(IVAP)术中常见并发症有哪些?

气胸、血胸、空气栓塞动脉损伤、心律失常、心包填塞、臂丛神经损伤、导管移位、导管无法植入、胸导管损伤等。

21.植入式静脉输液港(IVAP)术中并发症如何预防?

(1)操作者必须是经过培训有资质的主治医生,操作医生熟练掌握穿刺处的解剖位置、IVAP的适应证和操作规范。

(2)使用超声引导下的静脉穿刺。

(3)确定静脉的位置和导管插入的最佳路径时坚持使用细针

进行试穿。

（4）动作轻柔,鞘管插入深度一般不超过 10cm。

（5）避免导管开口处处于开放状态。

（6）导管沿鞘管进入血管时,嘱患者配合屏气,可以降低空气进入血管的发生率。穿刺时分辨抽回血颜色及血液溢出的速度。

（7）必须在术中或者术后确定导管尖端位置。

22.植入式静脉输液港（IVAP）近期并发症有哪些?

囊袋血肿、切口裂开、港座翻转、咳血等。

23.植入式静脉输液港（IVAP）远期并发症有哪些?

导管相关血流感染、导管堵塞、局部红肿、导管相关性血栓、导管断裂、导管移位、皮肤损伤等。

24.植入式输液港（PORT）有哪些护理要点及注意事项?

（1）评估患者港座处皮肤及港座情况。

（2）操作时需铺无菌洞巾、戴无菌手套,严格执行无菌技术操作原则。

（3）使用无损伤针正确穿刺输液港,无损伤针应每 7 天进行更换。

（4）穿刺时应将无损伤针的出水口背对输液港导管连接口,以保证彻底冲洗储液囊。

（5）无针输液接头应与无损伤针同时更换,更换频率的间隔建议不小于 96 小时（具体时间参照产品说明书）无针输液接头内有血液残留、完整性受损或取下后,应立即更换。

（6）输注药物前宜通过回抽血液来确定输液港通畅性。

（7）避免使用 10ml 以下注射器给药,避免高压推注造影剂（耐高压输液港除外）。

（8）冲管液宜采用一次性专用冲洗装置或单包装生理盐水；冲管液量至少是导管容积加附加装置容积的 2 倍。

（9）给药前后宜用生理盐水脉冲式冲洗导管（当药物与氯化钠不相容时，使用 5％葡萄糖溶液冲管后再用 0.9％氯化钠溶液），如遇阻力或抽吸无回血应进一步确定导管的通畅性，不应强行冲洗。

（10）每次连接输液前，应用酒精棉片多方位机械法强力擦拭消毒无针输液接头的横切面及外围，并待干。擦拭时间应达 5～60 秒后（参照产品说明书）方可使用。

（11）无菌透明敷料应至少每 5～7 天更换 1 次，无菌纱布做衬垫用时不应遮盖穿刺点；穿刺部位敷料松动、渗血、渗液、疑被污染时立即更换敷料。

（12）封管：应用导管容积加附加装置容积至少 1.2 倍的生理盐水或肝素盐水正压封管（肝素盐水的浓度 10u/ml）封管液配置和使用应现用现配，一人一管一用。

（13）拔除无损伤针后，应保证穿刺点密闭 24h。

（14）在治疗间歇期间应至少每 28 天维护 1 次。

（15）维护结束后给予患者填写输液港维护手册，记录内容应包括：维护日期、导管是否通畅、有无回血、有无并发症等。

参考文献

[1]王燕青.肿瘤患者护理问答[M].北京:人民卫生出版社,2014.

[2]陈凤菊.肿瘤科护理学[M].湖北科学技术出版社,2013.

[3]李丹,申戈,吴世凯.肺部肿瘤细化护理[M].北京:科学出版社,2017.

[4]中国临床肿瘤学会指南工作委员会.中国临床肿瘤学会(CSCO)乳腺癌诊疗指南[M].北京:人民卫生出版社,2021.

[5]江泽飞.现代乳腺癌全程管理[M].上海:上海科学技术出版社,2013.

[6]赵玉沛.中华医学百科全书——普通外科学[M].北京:中国协和医科大学出版社,2017

[7]乙苏北.乳腺癌百问百答[M].北京:军事医学科学出版社,2015.

[8]姜永亲,强万敏.乳腺癌患者护理446问[M].北京:人民军医出版社,2013.

[9]李丹,吴琼.乳腺肿瘤细化护理[M].北京:科学出版社,2019.

[10]中国抗癌协会乳腺癌专业委员会.中国抗癌协会乳腺癌诊治指南与规范(2019年版)[J].中国癌症杂志,2019,29

（8）：609－680.

[11]张雪,董晓平,管雅喆,任萌,郭冬利,贺宇彤.女性乳腺癌流行病学趋势及危险因素研究进展[J].肿瘤防治研究,2021,48（1）：87－91.

[12]刘银,李雪梅.化疗药物导致手足综合征的中西防治进展[J].临床医药文献电子杂志 2020,7(52)：189－190.

[13]张乐.预见性护理对食管癌患者放射性食管炎及营养状况的影响[J].山东医学高等专科学校学报,2020,42(5)：345－346.DOI：10.3969/j.issn.1674－0947.2020.05.012.

[14]陈宝贵,王蕊.PD－1免疫抑制剂联合化疗患者不良反应的护理[J].天津护理,2018,026(006)：706－707.

[15]刘耀升.刘蜀彬.《脊柱转移瘤300问》[M].北京：中国中医药出版社,2019.

[16]邢秀亚.肿瘤微创介入治疗护理学[M].北京：人民卫生出版社,2017.

[17]闻曲,成芳,李莉.实用肿瘤护理学.第2版[M].北京.人民卫生出版社,2015.

[18]张玉丹.水胶体敷料预防肿瘤患者PICC相关机械性静脉炎的效果[J].中国感染控制杂志社,2017,16(2)：168.

[19]曹苏芬,吴艺,张晓菊.肿瘤患者PICC导管堵塞预防及护理进展案[J].上海护理,2018,18(1)：52.

[20]乔爱珍,李新华,董淑华,等.骨髓移植患者锁骨下静脉置管内壁沉积物的观察[J].中华护理杂志,2003,38(8)：631－632.

[21]黄瑾,潘玲玲,周博.两种封管方法对肿瘤患者PICC导管堵塞的应用效果研究[J].护理实践与研究,2012.9

(19):117—118.

[22]陈本会,王林,薛萍.PICC 导管的预防与处理[J].护理实践与研究,2011,8(20):120—122.

[23]沈奕新.PICC 导管堵管 20 例原因分析及护理对策[J].医学信息,2014,27(5):259—260.

[24]贾葵,莫少新,陆利生.26 例胃癌术后颈内静脉留置管预防导管内血栓形成的护理[J].中国癌症防治杂志,2012,4(1):75—77.

[25]余春华,李俊英,符琰,等.肿瘤患者 PICC 导管堵塞的影响因素及护理干预[J],2011,17(32):3873—3875.

[26]章金娟,李月英,沈国英.植入式静脉输液港应用体会[J].浙江中西医结合杂志,2011,21(5):367—368.

[27]中华医学会外科学分会乳腺外科学组.乳腺癌植入式静脉输液港临床应用专家共识及技术操作指南(2017 版)(J)中国使用外科杂志,2017,37(12):1377—1381.

[28]周涛,唐甜甜,李云涛,等.植入式静脉输液港两种不同植入方式对比研究(附 2897 例分析)[J].中国实用外科杂志[J],2015,35(7):753—755.

[29]沈辉.植入式静脉输液港临床应用的管理标准作业程序[J]护理实践与研究,2011,8(4):120—121.

[30]乔爱珍,李新华,董淑华,等.骨髓移植病人锁骨下静脉导管内壁沉积物的观察[J].中华护理杂志,2003,38(8):631—632.

[31]徐春兰,曹霞,杨静娇,邢志花,顾哲凤,韩宗宏.上臂式静脉输液港与胸壁式静脉输液港临床应用研究[B].护士进修杂志.2018.33(5):474—476.

［32］仇晓霞，金光鑫，郭艳等.超声导引下上臂完全植入式输液港置入临床应用［J］.介入放射学杂志，2017，26(8)：689－694.

［33］董波.植入式静脉输液港在恶性肿瘤患者中的应用［J］.护理实践与研究，2015，8(5)：92－94.